Alexander Technique

알렉산더 테크닉
Alexander Technique

슈무엘 넬켄
Shumuel Nelken

차 례

서문 · 06

역자 서문 · 08

1. 자기 사용 지침 · 11

2. 누구를 위해, 무엇을 위해? · 13

3. 변화의 시작 나는 나의 문제에 책임이 있다 · 17

4. 그렇다면 무엇을 해야 하는가? · 24

5. 습관의 힘 · 32

6. 변화의 열쇠 - 인히비션 · 42

7. 머리에서 시작:프라이머리 컨트롤, 디렉션주기 · 47

8. 배움의 과정 그리고 교사의 역할 · 58

9. 내가 할 수 있는 일 · 65

10. 교사 훈련 과정 · 79

11. F. M . 알렉산더 · 83

F.M. 알렉산더의 저서들 · 88

저자에 대하여 · 89

감사의 글 · 90

서문

Preface by Gal Ben Or

    제가 슈무엘을 처음 만난 것은 제가 20대 초반이었을 때였습니다. 저는 1998년에 예루살렘에서 그의 알렉산더 교사 양성과정을 졸업했으며, 졸업 후 교사 생활을 하면서 그가 세상을 떠날 때까지 긴밀한 관계를 유지했습니다. 그의 제안을 받아 그가 세상을 떠난 후 그의 교사 양성과정을 이어가게 된 것은 저에게 큰 영광이자 자부심이었습니다.

    슈무엘 넬켄(1930-2015)은 55년 이상의 경력 동안 수백 명의 알렉산더 테크닉 교사를 양성하고 수많은 사람에게 도움을 주었습니다. 그는 이스라엘을 기반으로 활동했지만, 전 세계에서 강연과 워크숍을 열며 초대를 받은 진정한 국제 교사였습니다. 슈무엘은 인간 본성에 대한 깊은 이해와 알렉산더 테크닉에 대한 탁월한 경험이 있었으며, 알렉산더 테크닉의 본질적인 원칙과 실천법을 간단하고 누구나 이해하기 쉬운 언어로 전달했습니다. 이러한 자질은 그를 독보적인 교사로 만들어, 각 학생의 이해 수준과 심신의 필요에 따라 그의 가르침을 조정하고 적용할 수 있도록 했습니다. 그러면서도 그는 항상 기본 원칙에 충실했습니다. 슈무엘에게는 언제나 "본질로 돌아가기(Back to basics)"가 중요했으며, 이를 반복하면서도 매번 새로운 시각과 열린 마음으로, 호기심을 가지고 현재의 순간을 인정하며 임했습니다.

그가 쓴 이 책은 교육에 대한 그의 독창적인 접근 방식을 고스란히 담고 있습니다. 간결함을 유지하며 핵심에 집중하고, 독자들에게 스스로 결론에 도달할 수 있는 여유와 자유를 제공합니다. 알렉산더 테크닉에 관심이 있는 초보자부터 숙련된 실천가에 이르기까지 필요한 모든 내용을 제공하며, 독자들이 테크닉의 본질을 깊이 이해하도록 돕습니다. 훌륭하고 경험 많은 교사와의 개인 수업을 완전히 대체할 수는 없지만, 알렉산더 테크닉에 대한 깊은 이해를 돕는 훌륭한 지원 자료를 제공합니다.

알렉산더 테크닉은 한국에서 점점 더 인기를 얻고 있으며, 많은 유능한 교사들이 양성되고 있습니다. 이러한 성장 환경 속에서 이 책의 한국어 번역은 매우 자연스러운 일로 보입니다. 이 번역은 알렉산더가 세상에 전한 보편적인 메시지의 가치를 보여주는 낙관적인 신호라고 생각합니다. 저는 슈무엘이 이 번역을 진심으로 환영하며, 이 작업에 그의 축복을 보냈을 것이라고 확신합니다.

갈 벤 오르 (Gal Ben Or)[1]
예루살렘

---

1) 이스라엘 알렉산더 테크닉 교사 협회 의장 (2004-2006). 현재는 슈무엘 넬켄의 뒤를 이어 예루살렘에서 교사 훈련 과정을 운영하고 있으며, 동시에 텔아비브에서 Avi Granit과 함께 교사 훈련 과정을 운영하고 있음.

역자 서문

Foreword

코로나가 서서히 진정되던 2022년, 저는 베를린에서 열린 알렉산더 테크닉 컨그레스에 참가했습니다. 다양한 국가에서 온 알렉산더 교사들을 만났고, 그중 이스라엘에서 오신 교사들과의 대화 중에 "슈무엘 넬켄(Shmuel Nelken)"이라는 이름을 자주 접하게 되었습니다. 이후 알아보니, "슈무엘 넬켄"은 이스라엘 최초의 알렉산더 테크닉 교사이자, 그곳에서 최초로 트레이닝 과정을 시작한 인물이라는 것을 알게 되었습니다.

컨그레스 이후, 김수연 선생님의 초대로 슈무엘의 제자인 갈 벤 오르(Gal Ben Or) 선생님이 한국을 방문하셨습니다. 갈 선생님의 인상 깊은 핸즈온을 경험한 뒤, 저는 "선생님의 스승이셨던 슈무엘은 어떤 분이셨나요?"라고 여쭈어보았고, 갈 선생님은 잠시 생각에 잠기시더니, 슈무엘이 남긴 한마디로 답변을 대신하셨습니다.

"알렉산더 테크닉은 매우 넓어서, 어느 한 교사가 혼자서 모든 것을 가르칠 수 없다."
"The Alexander technique is so great that more than any one teacher can teach by himself "

이 한마디가 제게 깊은 인상을 남겼습니다. 그 후 슈무엘 넬켄이라는 교사에 대해 알아보기 시작했고, 그가 집필한 책을 구해 읽기 시작했습니다. 그의 글 속에는 알렉산더 테크닉에 대한 깊은 통찰과 이해가 담겨 있었고, 이를 한국에서 알렉산더 테크닉을 공부하거나 관심을 갖는 독자들과 나누고 싶다는 생각을 하게 되었습니다.

이 짧은 책은 알렉산더 테크닉의 기본서처럼 보이지만, 그 안에는 슈무엘의 오랜 경험에서 우러난 통찰과 깊은 이해가 녹아 있습니다. 많은 분들의 도움을 받아 이렇게 번역서를 출간1)하게 되어 기쁘고 감사한 마음입니다. 출간에 도움을 주신 모든 분들께 깊이 감사드리며, 이 책이 독자 여러분께 새로운 통찰과 영감을 주기를 기원합니다. 알렉산더 테크닉을 처음 접하는 분들부터 이미 교사로 활동 중인 분들까지, 이 책이 여러분의 여정에 소중한 나침반이 되기를 바랍니다.

2025년 1월

김유선

---

1) 이 책은 슈무엘 넬켄이 히브리어로 처음 집필한 후 영어로 번역된 내용을 바탕으로 하고 있습니다. 번역 과정에서 문장의 순서나 표현을 다소 수정하여 한국어로 자연스럽게 읽히도록 노력했지만, 원문과 영문 번역본의 핵심 내용을 충실히 담았습니다.

1. 자기 사용 지침

Directions for Use

생명이 잉태된 그 순간부터, 우리는 하나의 도구(instrument)로서 존재합니다. 어머니 뱃속에 있을 때는 탯줄을 통해 생명의 흐름을 느끼고, 세상 밖으로 나와 점차 독립적인 존재로 성장합니다.

나라는 도구에는 (머리부터 발끝까지)나의 몸, 내가 느끼고 인지하는 감각, 생각과 감정, 소망과 욕망, 그리고 성공과 실패까지, 나의 모든 것이 담겨있습니다.

나는 세밀하고 섬세하며, 무궁무진한 학습 잠재력을 지닌 존재입니다. 스스로 동작하고, 다치거나 고통을 받아도 스스로 치유하고 회복하는 능력이 있습니다. 하지만, 이 모든 능력은 내가

'자기 사용 지침(Directions For Use)'을 따를 때 발휘됩니다. 그렇지 않다면, 오히려 자신을 해하고 망가뜨릴 수도 있습니다. 따라서 '자기 사용 지침'을 배우는 것이 무엇보다 중요합니다. 하지만 어떤 이유에서인지 우리는 '자기 사용 지침'을 잊은 채 살아가고 있습니다. 이는 마치 나침반 없이 방향을 잃고 헤매는 여행자와 같습니다.

2. 누구를 위해, 무엇을 위해?

Whom Does It Serve and to What End?

우리의 삶은 끊임없이 흐르는 강물과 같습니다. 모든 것이 잘 흘러가고 있다면, 굳이 무언가를 할 필요가 없습니다. 하지만 나를 방해하는 장애물이 삶에 나타났을 때, 우리는 새로운 무언가를 준비합니다. 우리의 새로운 이야기는 그렇게 시작합니다.

100여년 전, 프레데릭 마티야스 알렉산더(Frederick Matthias Alexander, 1869-1955)라는 이름의 젊은 배우가 있었습니다. 그는 전도유망한 배우로서 성공 가도를 달리고 있었습니다. 그러던 그에게 갑자기 불행이 찾아왔습니다. 평소와 마찬가지로 관객 앞에서 공연하고 있던 어느 날, 그의 목소리가 듣기 싫게 쉬었던 것입니다. 그는 절박한 심정으로 의사와 자신을 가르쳤던 선생들을 찾아가 물었습니다.

"제가 공연 중에 무엇을 했기에 목이 쉬었을까요? 어떻게 하면 목이 쉬지 않을 수 있을까요?"

그는 여러 치료법과 훈련법들을 처방받았지만, 안타깝게도 그 방법들은 별다른 효과가 없거나 일시적인 효과가 있을 뿐이었습니다. 계속된 시도에도 만족스러운 결과를 얻지 못한 알렉산더는 결국 그 질문에 대한 답을 스스로 찾기로 합니다. 그렇게 그의 이야기는 시작합니다.

그의 여정이 어디로 향해야 하는지 누구도 알지 못했지만, 알렉산더는 멀리서 헤매지 않아도 되었습니다. 그가 떠났던 여정의 종착지가 바로 자신이었음을 곧 깨달았기 때문입니다. 이 길고 흥미로운 여정을 위해 그에게 필요했던 것은 그저 눈을 뜨고 분별력과 상식을 갖추는 것뿐이었습니다. 그는 (거울을 사용하여) 자신을 관찰했고, 이를 통해 이전에는 알지 못했고, 생각하지 못했던 것들을 보게 되었습니다. 그의 발견은 심오하고 대단했으나, 알렉산더는 이러한 깨달음이 자신이 특별하기 때문이라고 생각하지 않았습니다. 그는 자신을 알기 위한 미지의 영역으로 나아가고자 하는 사람이라면 누구나 자신과 같은 발견을 할 수 있을 거라고 믿었습니다.

그는 거울을 사용하여 자신을 오랜 기간 관찰했고, 결국 무언가를 발견했습니다. 그런데 목소리를 쉬게 한 원인으로 보였던 그것 역시, 실제로는 다른 무언가의 결과라는 것을 알게 되었습니다. 계속된 관찰과 탐구를 통해 그는 문제의 진짜 원인은 바로 우리가 자신을 움직이고 사용하는 방식, 즉 자기를 안내(guide)하고 조절(control)하는 메커니즘이 잘못된 방식으로 작동하고 있었기 때문임을 알게 되었습니다. 더 나아가 그는 이 메커니즘이 제대로 작동하지 않으면 의도한 것과는 전혀 다른 결과가 나올 수 있으며, 그동안 자신이 그 메커니즘에 대해 전혀 알지 못했다는 사실도 깨달았습니다. 이는 그의 가장 심오한 발견 중 하나였습니다.

알렉산더가 발견한 것처럼, 우리가 자신과 몸을 사용하는 방식은 우리의 삶 전반에 깊이 연결되어 있습니다. 만일 나의 행동과 관련된 어떤 문제를 마주한다면, 이는 알렉산더가 떠났던 여정의 시작점에 우리도 서 있는 거라고 할 수 있습니다. 알렉산더 테크닉을 가르치기 시작한 이후, 남녀노소를 가리지 않고 많은 이들이 나를 찾았고 나는 그들이 가진 다양한 문제를 해결하는데 도움을 줄 수 있었습니다.

- **요통, 두통, 관절 통증, 호흡 및 음성 생성, 협응력 부족, 피로**
- **음악가, 가수, 무용수, 운동선수 등 예술과 공예에 기술이 필요하고 많은 양의 훈련을 소화하는 사람들**
- **사고, 부상 및 어려운 질병 후 재활**
- **특수한 문제를 가진 장애인**
- **집중력 저하 및 학습 장애**

이외에도 다양한 사례가 있습니다.

알렉산더 테크닉은 운동이나 치유의 형태가 아닙니다. 나 자신, 내 몸을 사용하는 방법에 관한 연구입니다. 많은 사람이 알렉산더 테크닉을 통해 도움을 받습니다. 오랜 기간 통증으로 고생하던 사람의 통증이 가라앉기도 하고, 절뚝거리던 사람이 걷거나 달릴 수 있게 되기도 합니다. 이런 일이 매번 발생하면 모두가 행복해질 수 있을 것으로 생각할 수도 있습니다. 하지만 우리는 이런 결과를 만드는 것 자체를 목표로 하지 않습니다. 우리는 '결과를 쫓는 사람들'을 일컬어 "엔드 게이너(End-gainer)"라고 부릅니다. 우리는 엔드 게이너가 아닙니다.

저는 그동안 저를 찾아왔던 학생들을 오랜 기간 지켜보았습니다. 그들 중에는 알렉산더 레슨을 통해 자신의 질병이나 고통을 즉시 해결하고 싶어하는 사람들이 있었고, 자신이 겪는 문제나 알렉산더 테크닉에 대해 더 깊은 관심이 생겨 작업을 계속 이어가는 사람들도 있었습니다. 또, 이 책을 쓰고 있는 저처럼 교사가 되기 위한 훈련을 받는 사람들도 있었습니다.

오랜 경험을 통해 저는 "자기 사용(the use of the self)" 기술을 배우는 것의 중요성과 이 기술이 건강과 삶의 질에 지속적으로 미치는 긍정적인 영향을 다시 한번 확인하게 됩니다. 또한, 우리가 관심을 두는 활동을 오랫동안 지속할 수 있는 능력과 학습 능력의 중요성도 재차 깨닫게 되었습니다.

3. 변화의 시작 :
나의 문제의 책임은 나에게 있다.

The Starting Point:
I Am Doing Something That Causes My Problem

　우리가 요통이나 두통으로 고통받고, 움직임이 어려워지고, 삶의 고난을 견디는 능력이 점점 고갈되어 가는 이유는 무엇일까요? 내가 그렇게 태어났거나 나이가 들면 누구나 받아들여야 할 운명이기 때문일까요? 혹시 어떤 활동들을 할 때마다 자기를 방해하는 무언가를 계속하기 때문은 아닐까요? 예전에는 효과적이었던 조언이나 학습 방법, 운동 등이 더 효과적이지 않고, 남들이 추천하는 치료법들도 나에게는 도움이 되지 않습니다. 내가 운이 나쁘거나 재능이 부족해서일까요? 혹시 나를 인도하는 나침반이 잘못되었기 때문은 아닐까요? 다시 말해 나의 안내(guidance)와 조절(control) 메커니즘이 나를 잘못된 길로 이끌고 있을지도 모릅니다.

만일 내가 나를 때린다면 나는 당연히 통증을 느낍니다. 우리는 자신을 스스로 때리지는 않지만, 구부정하고 비틀린 자세를 계속 유지하고 관절에 마찰을 일으키는 움직임을 반복합니다. 이 때문에 우리의 몸에 점점 더 큰 부담이 가중되고, 결국 통증과 움직임 제한으로 이어집니다. 그런데 우리는 도대체 왜 나를 때리는 것과 같은 이 습관을, 그것도 매우 열심히 반복할까요? 왜냐하면, 그렇게 움직이는 것이 익숙하며, 그 방식대로 움직일 때 맞게 하고 있다는 느낌을 받기 때문입니다.

사람들은 보통 피트니스, 춤, 악기 연주, 노래 등을 위한 훈련을 할 때 고통이 수반되는 것이 당연하다고 생각합니다. 훈련을 할 때, 우리는 능력과 기술을 향상하겠다는 목적만을 쫓는 "엔드 게이너(End-gainer, 목적 지향자)"가 되어 통증을 느끼거나 완전히 지치더라도 훈련을 계속합니다. 이는 정신적인 작업 (학업 과제를 완수하거나 문제를 해결하거나 어떠한 성격의 사항을 처리할 때)을 할 때도 다르지 않습니다. 우리의 "엔드 게이닝(End-gaining, 목적 지향)"은 우리 몸의 경고 신호를 무시하게 합니다.

반대로, 작은 위험 신호만으로도 즉시 멈추는 사람이 엔드 게이너들보다 더 나은 것은 아닙니다. 오히려 엔드 게이너들은 일정 시간이 지나면 불편함이나 고통을 더는 느끼지 않게 되지만, 이런 사람들은 매우 약한 불쾌한 감각도 과도하게 느끼곤 합니다. 우리는 섬세하고 민감한 도구이기 때문에 "자기 사용 지침(Directions for Use)"을 따르는 것이 중요합니다. 그렇지 않으면 안내와 조절 메커니즘이 방해를 받아, 결국 우리의 나침반을 완전히 신뢰할 수 없게 될 수 있습니다. 나침반을 신뢰할 수 없을 때, 운동이나 훈련, 치료 역시 원하는 효과를 보지 못합니다. 우리를 안내하는 "몸의 언어(body language)"는 혼란스러워지고, 당연하던 것들이 복잡하게 변합니다.

이때가 바로 멈춰야 할 때, 잠시 멈춰서 생각해야 할 때입니다. 무엇인가를 이루려는 열망을 잠시 내려놓은 바로 그 순간, 놀랍게도 나침반이 제대로 작동하기 시작합니다. 적어도 이전보다는 더 신뢰할 수 있게 됩니다. 물론, 이 '하지 않음(not doing)'의 상태에 너무 오래 머물 수는 없습니다. 하지만 이 짧은 멈춤을 진지하게 받아들인다면 단서를 얻을 수 있을 것입니다. 그 사이에 "내가 지금 무엇을 하고 있는지"에 대해 더 많이 알기 위해 노력할 것입니다. 알렉산더 테크닉 교사로서 일하면서, 종종 극단적인 사례들을 접하게 됩니다. 이러한 사례들을 원형(原型, prototype)으로 보면, 우리가 자신을 어떻게 사용하는지에 대해 많은 것을 배울 수 있습니다

저는 자신의 직업에 너무 몰두한 나머지 자신의 몸이 보내는 신호에 전혀 주의를 기울이지 않는 무용수를 만난 적이 있습니다. 그녀를 처음 만났을 때 그녀의 상태는 매우 좋지 않았으며, 나에게 견딜 수 없는 고통을 호소했습니다. 그녀의 몸은 마치 강철 갑옷을 입은 것처럼 근육이 강하게 수축하여 있었습니다. 그녀를 그 감옥에서 해방하는 데는 오랜 시간의 노력이 필요했습니다.

젊은 시절 역도를 했던 한 남성은 그에 못지않은 매우 힘든 상황에 부닥쳐 있었습니다. 그는 자신의 상태를 이렇게 설명했습니다: "통증은 없습니다. 하지만 바늘 하나를 들어 올릴 때도 밀가루 자루를 들어 올릴 때만큼의 힘을 사용합니다." 이는 그가 섬세함을 잃었기 때문입니다.

이러한 문제는 신체 활동을 한 사람에게만 나타나는 것은 아닙니다. 소소한 집안일 외에는 신체 활동을 거의 하지 않았음에도 역도 선수와 비슷한 근육 상태를 가지게 된 학자도 있습니다. 그녀는 잠깐 설거지를 하는 것만으로도 극심한 통증을 느꼈으며, 연구나 공부를 할 때에는 심한 두통에 자주 시달렸습니다.

조금이라도 산만해지는 것을 용납하지 않았던 한 과학자가 있었습니다. 그는 자신의 연구 활동에 지나치게 몰두하느라 몸이 보내는 경고 신호를 완전히 무시했고, 그 결과 그의 움직임과 호흡에 문제가 생기기 시작했습니다. 그의 문제는 점점 커져 결국 그의 연구 활동에까지 지장을 주기 시작했고, 그제야 그는 저를 찾아왔습니다. 그는 즉각적인 치료법을 원했지만, 자신의 문제는 몸(body)이 아니라 그 자신(himself)이라는 사실을 받아들이지 않았습니다. 그를 설득하기는 쉽지 않았고, 그는 계속 자신의 방식을 고집했습니다. 그의 상태는 계속 나빠졌고, 생명이 위협받는 상황에 부닥치고 나서야 비로소 나의 말을 받아들였습니다.

소위 '작가의 경련(writer's cramp)'이라고 불리는 증상을 겪는 한 남성이 저를 찾아왔습니다. 그는 직업상 글을 많이 써야 했고, 수많은 공문서에 서명해야 하는 지위에 있었지만, 글을 쓰려고 할 때마다 손이 떨리기 시작하여 간단한 이름조차 제대로 쓸 수 없었습니다. 그는 매우 절박했으며, 처음 저를 찾아왔을 때 마치 자기 안에 악마가 들어온 것 같다고 말했습니다. 하지만 얼마 지나지 않아 그는 그 악마가 다름 아닌 자기 자신임을 깨달았습니다. 수년 전, 그는 오른쪽 어깨를 심하게 다쳤습니다. 팔을 다시는 움직이지 못할지도 모른다는 두려움에 떨고 있던 그에게 의사는 운동을 권했습니다. 그런데 그는 의사가 예상한 것보다 훨씬 더한 '엔드 게이너'였습니다. 그는 한 번에 몇 시간씩 열성적으로 운동했고, 실제로 그의 팔은 나아졌습니다. 하지만 약 2년 후, 그의 손은 다시 떨리기 시작했습니다. 과도한 운동 때문에 발달한 근육들이 글씨를 쓰는 데 필요한 섬세한 근육들을 방해하기 시작했기 때문입니다. 두 가지 상반된 작용이 충돌했고 그 결과 떨림이 시작된 것입니다. 알렉산더 테크닉 이전에는 아무도 이 상황의 연관성을 밝혀내지 못했습니다.

이 책을 쓰고 있는 저도 비슷한 일을 겪었습니다. 어렸을 때 저는 공을 잘 던지지 못했습니다. 내가 공을 던질 때, 나는 던지는 방향과 반대 방향으로 힘을 주어 공은 추진력을 얻지 못하고 상대방이 아닌 나에게 더 가까이 떨어지거나 전혀 다른 방향으로 날아가곤 했습니다. 저는 여러 조언과 지도를 받았지만, 그에 따르려고 시도할수록 문제는 더욱 심해졌습니다.

몇 년 후 첼로를 전공하여 음악 아카데미에 입학했을 때, 저는 매일 연습하라는 지시를 받았습니다. 저는 성실한 학생이었기에 열과 성을 다해 연습했고, 제 실력은 어느 정도 성장했습니다. 하지만 어느 날 저에게도 예상치 못한 부작용이 찾아왔습니다. 그 남자처럼 손이 떨리지는 않았지만, 대신 힘줄에 염증이 생겼습니다. 의사의 처방대로 약을 먹고 휴식을 취하면 괜찮아졌지만, 다시 연주를 시작하자마자 큰 통증이 찾아왔습니다. 나중에는 약도 더는 듣지 않았고 팔은 점점 쇠약해졌습니다.

상황은 절망적으로 보였습니다. 하지만 그때 문득, 알렉산더라는 이름이 떠올랐습니다. 어디선가 그가 도움될 수 있다는 이야기를 들었던 것 같았습니다. 내가 처음으로 알렉산더의 이름을 들은 것은 헨리에타 미켈슨(Henrietta Michelson)이라는 여성을 통해서였습니다. 미키라는 애칭으로 불렸던 그녀는 뉴욕의 줄리아드 음대에서 피아노를 가르치다 은퇴한 실력 있는 피아노 교사였으며, 독립 전쟁 직후 예루살렘으로 이주해 왔습니다. 그녀는 짧은 시간 안에 예루살렘에서 유명해졌고 많은 친구를 사귀었습니다. 그녀는 높은 수준의 피아니스트들을 교육했는데, 후에 내 아내가 된 오라 로템-넬켄(Ora Rotem-Nelken)과 현재 런던에 거주하는 넬리 벤-오르(Nelly Ben-Or)도 그녀에게 피아노를 배웠습니다. 현재 이 두 사람 모두 피아노 연주와 알렉산더 테크닉 교육에서 활발히 활동하고 있습니다. 미키는 항상 알렉산더 테크닉이 그녀의 연주와 피아노 교사로서의 작업의 기초라고 강조했으며, 알렉산더와 그의 작업에 대해 자주 이야기했습니다. 나는 첼리스트였지만, 그녀와의 작업은 내게 큰 도움이 되었고, 그 과정을 통해 알렉산더 테크닉이 나의 문제를 해결하기 위해 추구해야 할 방향임을 확신하게 되었습니다.

그래서 나는 런던으로 가서 알렉산더를 만났습니다. 그리고 올바른 방향으로 감각을 사용하고 작업을 해나간다면 답을 찾을 수 있다는 것을 알게 되었습니다. 나는 작업을 하는 방식과 '달성 수단(means-whereby)'이 결과를 결정하고, 점점 더 많은 가능성을 열어준다는 것을 알게 되었습니다. 그래서 나는 알렉산더 사후에 알렉산더 재단을 관리했던 패트릭 맥도날드[1]가 지도하는 교사 훈련 과정에 등록했습니다. 나의 원래 문제는 오래전에 해결되었지만, 나의 초점은 나 자신과 나의 도움을 찾는 사람들이 자신의 도구를 조율할 수 있도록 달성 수단(means-whereby)을 구축하는 것으로 옮겨갔습니다.

---

1) 역자 : 패트릭 J. 맥도널드 (김유선 역,) (2024), *내가 본 알렉산더 테크닉*, 알렉인북스

4. 그렇다면 무엇을 해야 하는가?
So Tell Me What to Do!

    앞에서 우리는 내가 나의 문제를 만들어내는 데 어떤 역할을 하는지에 대해 이야기했습니다. 나는 도구(instrument)이자 그 도구를 사용하는 자입니다. 나는 자신을 발전시키고 회복시킬 수 있는 동시에, 스스로 해치고 파괴할 수도 있습니다. 나는 나에게 생긴 문제에 직접 관여하고 있기에, 나의 문제와 나 자신에 관해 책임을 집니다.

    사람들은 보통 치료나 운동, 이완 등으로 자신의 문제를 해결할 수 있다고 생각합니다. 그러나 우리의 접근은 이 방식들과는 처음부터 매우 다릅니다. 치료적 접근에 따르면, 나는 나의 문제에 관해 책임을 질 필요가 없습니다. 그저 수리를 기다리는 자동차처럼 치료사가 나의 문제를 해결해주기를 기다릴 뿐입니다. 또는, 시스템의 문제를 고치기 위해 꾸준한 운동이 필요하다고 말하기도 합니다. 하지만 이는 자동차를 고치기 위해 가속 페달을 더 밟는 것과 같습니다. 이와는 반대로, 자신을 몰아붙이는 방식이 문제라고 말하며 신체의 특정 부위의 긴장을 줄이는 이완 운동을 추천하는 사람도 있습니다. 이러한 접근 방식은 우리가 완전히 이완된 상태일 때 기분 좋은 감각을 만들어 줄 수 있습니다. 하지만 활동을 다시 시작하는 순간, 우리는 다시 과도하고 통제할 수 없는 긴장 상태에 빠지게 됩니다.

내가 하는 모든 행위에 나의 전체가 참여한다는 것을 이해해야 합니다. 예를 들어, 이 문장을 쓰고 있을 때, 손과 팔만 사용하는 것처럼 보일 수 있지만, 불필요하게 손가락을 비틀거나 손목과 팔을 경직시키면 몸 전체에 영향을 미칩니다. 만일 나의 안내와 통제 메커니즘이 이 충동을 적절하게 조절하지 못한다면, 손가락과 손목뿐만 아니라 내 몸 전체가 힘들어질 것입니다.

그러면 이제 우리는 무엇을 할 수 있을까요? . . . 바로 머리를 앞과 위로 향하게 하는 것(Let your head go forward and up)입니다! 그런데 글을 쓰거나 악기를 연주하는 동안 발생하는 통증이나 힘줄에 염증이 생기는 것들이 머리의 방향성과 무슨 관련이 있을까요? 알렉산더는 나(self)라는 전체성 안에 순서가 있으며, 그 시작은 머리임을 발견했습니다. 알렉산더의 탐구를 따라가다 보면, 그가 다른 부위가 아닌 목소리에 문제를 겪었다는 것이 오히려 행운이었음을 알 수 있습니다. 목에서 문제가 발생했기 때문에 그는 주로 목, 머리 등 신체의 상부에 주목할 수 있었기 때문입니다.

우리는 알렉산더가 했던 시도들에 대해 자세하게 이야기하지 않을 것입니다. 그가 처했던 상황은 지금과는 많이 다릅니다. 다행히 우리는 이 어려운 일을 도와줄 수 있는 숙련된 교사를 어렵지 않게 찾을 수 있습니다.

그는 자신이 낭송하려는 순간 자신이 고개를 뒤로 젖히며, 그 결과 목에 압력이 가해지며, 숨소리가 무겁고 거칠어진다는 것을 발견했습니다. 고개를 뒤로 젖히지 않자 나머지 두 가지 현상은 나타나지 않았습니다. 그는 머리가 목에서 앞으로 향하는 것이 가장 바람직하다는 것을 깨닫고, 낭송하는 동안 이를 유지하려고 노력했습니다. 하지만 결과는 그의 예상과는 달랐습니다. 거울을 통해 자신의 모습을 관찰한 결과, 머리를 앞과 위로 향하려고 했음에도 실제로는 머리를 앞과 아래로 향하고 있음을 확인했습니다. 이는 그의 의도와 완전히 반대되는 결과였으며, 그는 큰 충격을 받았습니다. 그는 처음에는 이 문제가 자신에게만 일어나는 특별한 문제라고 생각했지만, 주변 사람들을 관찰한 결과, 그들도 자신과 다르지 않다는 것을 알게 되었습니다.

그는 무척 당황했습니다. 나라는 도구가 이렇게까지 비틀려 있을 거라고 예상하지 못했기 때문입니다. 만일 사용하는 도구가 틀어져 있다면 우리는 그 도구를 수리를 맡기거나 쓰레기통에 버립니다. 그렇다면 나라는 도구를 어떻게 수리하고 새로 조율할 수 있을까요?

알렉산더는 모든 것이 머리에서 시작된다는 것을 깨달았습니다. 그는 더 나아가 목의 왜곡이 머리가 앞과 위로 향하는 것을 방해하는 주요 요인이며, 신체 다른 부위의 추가적인 왜곡을 동반한다는 중요한 사실을 발견했습니다. 심지어 발이 땅에 닿는 방식조차도 신체 전체의 사용과 연결되어 있습니다. 목과 머리의 상태에 발생하는 모든 변화는, 그것이 긍정적이든 부정적이든, 머리에서 발끝까지 연쇄적으로 영향을 미칩니다.

직접 실험을 해봅시다. 거울 앞에 앉아 자신의 모습을 관찰합니다. 거울이 있어야만 우리가 움직일 때 우리 몸에서 무슨 일이 일어나고 어떤 변화가 일어나는지 제대로 볼 수 있습니다. 의자에서 일어나려고 할 때, 몸에서 어떤 일이 일어나는지 관찰해봅니다. 이런 순간을 포착하는 것은 처음에는 쉽지 않습니다. 하지만 성공한다면, 우리가 의자에서 일어나려고 할 때, 그리고 실제로 일어날 때, 우리 몸에서 무언가가 변한다는 것을 깨닫게 될 것입니다.

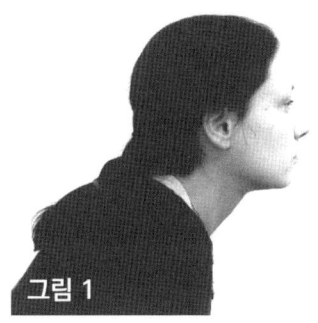
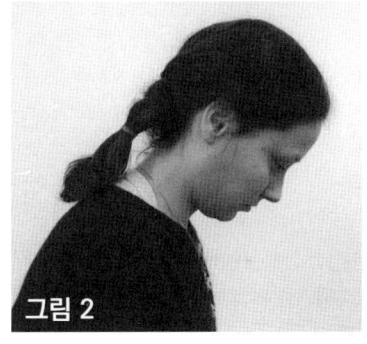

이 실험을 몇 번 반복하면 우리는 반복적인 패턴을 발견하게 될 것입니다. 우리는 목을 수축시켜 고개를 뒤로 젖히거나 (그림 1) 앞으로 내미는(그림 2) 경향이 있는데, 두 경우 모두 목과 몸 전체에 압력이 가해집니다. 관찰을 계속한다면 몸을 앞으로 떨어뜨리면서 어깨와 팔을 수축시켜 몸을 위로 끌어올리고, 동시에 허벅지를 수축하여 아래에서 몸을 밀어 올리는 것을 보게 될 것입니다. (그림 3) 이 두 가지 경향은 신장을 더욱 짧아지게 만들어 등과 척추에 압력을 가하고 호흡을 방해합니다. 우리가 이러한 방식으로 일어서는 동작을 계속한다면,

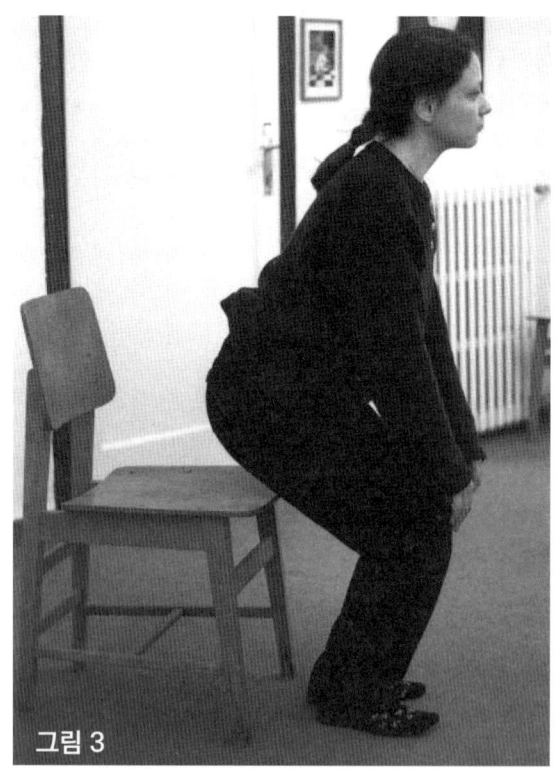

그림 3

처음 편안하게 앉아있을 때와 비교하여 상당한 노력이 필요하다는 것을
알게 될 것입니다. 이러한 행동 패턴은 거의 모든 사람에게 나타납니다.
사람에 따라 약간의 차이가 있을 뿐입니다. 대부분 사람은 자신의 행동
패턴을 전혀 인식하지 못하며, 그 패턴에 따르지 않아도 된다는 것을
알지 못합니다.

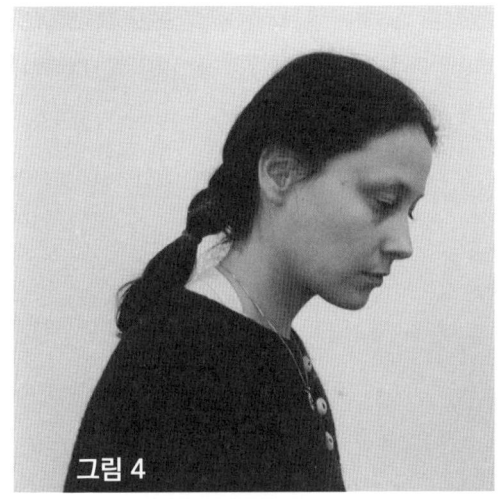

그림 4

가장 효율적이고 우리의 구조와 가동성에 가장 잘 맞으며, 어떤
종류의 움직임에도 적용하는 방법은 다음과 같습니다. 먼저 목의
자유로움을 허용합니다. 이는 목에 특정한 움직임이나 수축 또는
이완을 강요하지 않음을 뜻합니다. 이 상황에서 머리는 목을 누르지
않고 목에서 앞쪽과 위쪽을 향하도록 합니다. (그림 4) 그러면 이
방향성이 등의 경사와 연결되어 등을 온전히 길어지게 합니다.
이어서 등이 넓어지며, 이 넓어짐은 팔과 다리를 따라 손가락과
발가락 끝으로 이어집니다. (그림 5)

이 방법을 통해 우리 몸은 전체적으로 원래 크기를 회복합니다. (과도한 수축이나 이완은 오히려 우리 몸을 쪼그라들게 하고 좁아지게 한다는 것을 기억하세요!) 그렇게 되면 각 관절에 압력이 가해지지 않으며, 마치 기름칠이 잘된 경첩처럼 부드럽게 움직입니다. 따라서 바닥에서 물건을 집으려고 무릎을 굽히거나 다시 일어서려고 무릎을 펼 때, 저항을 극복할 필요가 없습니다. 악수할 때 손목, 팔꿈치 및 어깨를 수축하는 대신 손가락을 움직이게 되고, "집중"하기 위해 얼굴을 찡그리고 시선을 고정하고 호흡을 붙들지 않아도 됩니다.

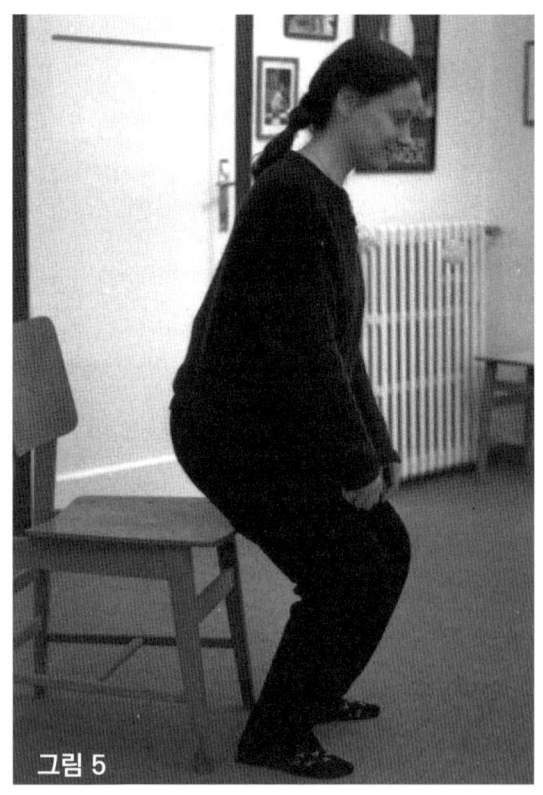

그림 5

"우리는 무엇을 해야 할까요?"라는 질문에 대한 답은 간단합니다. "일단, 하지 않는 것입니다." 누군가는 이렇게 물을 수 있습니다. "이렇게 간단한 일이라면, 왜 우리는 왜곡을 막지 못하고, '하지 않음(non-doing)'을 실천할 수 없는 걸까요?" 이 질문에 답하기 위해서는 이 과정에서 마주하는 장애물들을 잘 이해하고, 이를 극복하거나 우회하는 방법을 배워야 합니다. 이 주제에 대해서는 나중에 더 자세히 다루겠습니다.

5. 습관의 힘

The Force of Habit

우리는 보통 본능적이거나 즉각적인 반응을 자연스러운 것으로, 적어도 나쁘지는 않은 것으로 받아들입니다. 동물을 관찰해보면 동물들의 반응은 완벽해 보입니다. 한 곳에서 다른 곳으로 이동할 때 보여주는 민첩성, 예리한 감각, 그리고 움직임의 정확성은 놀랍습니다. 휴식을 취하는 고양이는 마치 바닥에 깔린 카펫처럼 완전히 이완되어 보이다가, 눈 깜짝할 사이에 일어나 우리의 시야에서 사라집니다. 고양이는 원하는 곳으로 정확하게 뛰어오를 줄 알고, 이 모든 것을 과도한 노력 없이 해냅니다.

2~3세 아이들에게는 이러한 특성이 어느 정도 남아있지만 (그림 6) 학교에 진학하고 책상에 몇 시간 동안 앉아 있기 시작하면서

이러한 특성을 점차 잃게 됩니다. 성장하면서 우리의 반응은 왜곡되고 비효율적으로 변해 목표를 놓치는 경우가 종종 발생합니다. 바닥에 떨어진 물건을 줍기 위해 허리를 굽히면 우리 몸의 저항과 경직이 어느 정도인지 알 수 있습니다. 우리가 휴식이나 수면 상태에서 활동을 시작할 수 있는 상태로 전환되기까지 얼마나 걸리는지를 관찰할 수도 있습니다. 또한, 예상치 못한 상황에 직면했을 때 자신이 어떻게 반응하는지를 관찰할 수 있습니다. 아마도 우리는 혼란스러워하며, 자신에게 좋지 않은 방식으로 반응할 것입니다.

시간이 지나면서 이러한 반응은 왜곡이 점점 더 심해집니다. (그림 7) 한때는 쉬웠던 행동이 어려워지면 사람들은 이를 '노화의 과정'으로 받아들입니다. 예를 들어, 나이가 든 사람이 무거운 물건을 들 때 더 아프거나 허리가 경련을 일으키는 것처럼요. 그러나 이 '노화'로 보이는 현상들은 종종 빠르게 다가와, 10대나 20대에도 나타나곤 합니다. (그림 8)

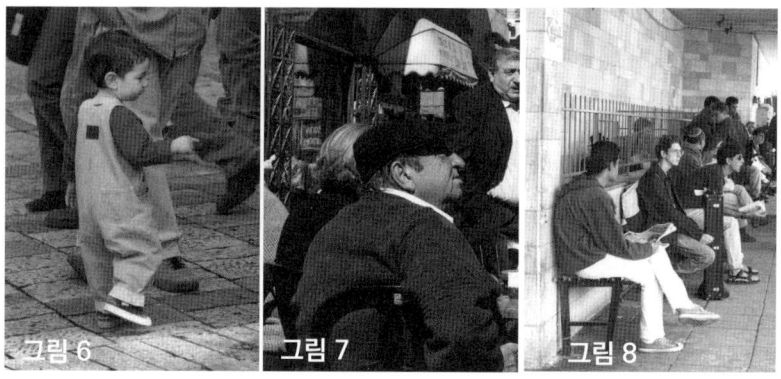

우리는 다른 방식으로 행동할 수 있다는 것을 발견했습니다. 동물들처럼 우리의 반응도 통합되고 잘 조직될 수 있습니다. 우리는 심지어 그렇게 하는 방법도 배웠습니다. 그러나 이를 실제로 적용하려 할 때, 우리는 여러 번 실패합니다. 실패가 반복되면서, 우리는 실패의 원인을 점점 더 분명히 알게 됩니다. 연습은 필요합니다. 하지만 습관적인 동작에 기반을 둔 연습은 잘못된 반응을 만들고 그에 수반하는 왜곡을 반복하게 할 뿐입니다. 우리는 본능에 따라, 혹은 무의식적으로 자신의 발에 걸려 넘어집니다. 우리를 스스로 걸려 넘어지게 하는 본능적인 반응이나 무의식적인 반응이란 무엇일까요? 그리고 본질적으로 '좋은' 반응과 '나쁜' 반응을 어떻게 구분할 수 있을까요?

내가 가르쳤던 한 학생은, 그가 움직이는 방식에 대해 의견을 말할 때마다 "나는 내 방식대로 하고 있어요!" 라며 내 말을 들으려 하지 않았습니다. '내 방식'대로 했을 때 좋은 결과를 얻는다면 문제가 될 것은 없습니다. 하지만 그렇지 않다면 내 방식을 고수하는 것은 매우 어리석은 일입니다. 습관이라는 압도적인 힘 앞에 무력해지는 이 지점에서 우리는 새롭게 반응하는 방법을 찾아야 합니다.

우리는 프로그램되어 있다.
(We Are Programmed)

우리의 안내와 조절 메커니즘을 프로그래밍이 된 시스템에 비유할 수 있습니다. 우리가 무언가를 하려고 할 때, 우리 내부의 버튼이

눌러지고, 전체 시스템이 작동하며 내재된 프로그램이 실행됩니다. 동물들 또한 충실히 작동하는 잘 프로그래밍이 된 시스템을 가지고 있습니다. 하지만 그들은 주변 환경이나 상황이 달라지면 그들은 혼란에 빠질 수 있습니다.

동물과는 달리, 인간에게는 변화하는 상황에 맞게 설정된 프로그램을 변경하고 조정할 수 있는 메커니즘이 존재합니다. 이 메커니즘이 있기 때문에 인간은 짐승보다 우위에 설 수 있으며, 삶의 조건과 다양한 상황을 변화시킬 수 있는 능력을 갖추게 되었습니다. 하지만 여기에도 문제가 있습니다. 메커니즘은 존재하지만, 우리가 그 사용 방법을 잊어버렸다는 것입니다. 동시에 환경은 점점 빠르게 변하고 있습니다. 비록 '프로그래밍 된 기계'라는 표현을 사용했지만, 사실 제가 어렸을 때만 해도 컴퓨터는 존재하지 않았습니다. 컴퓨터 기술이 우리 삶의 모든 영역에 퍼진 것은 불과 몇십 년 사이에 일어난 일입니다. 저의 부모님과 조부모님은 여전히 수레와 마차를 타고 다니셨고, 하늘을 나는 것은 상상 속에서나 가능했습니다.

한 세기, 두 세기, 심지어 천 년 전에도 삶의 환경은 상당히 급격하게 변했던 것으로 보입니다. 사람들은 외부 환경을 변화시키는 방법을 터득했습니다. 대도시를 건설하고, 웅장한 건물을 세우고, 다양한 필요에 맞는 도구를 개발했으며, 읽고 쓰고, 노래하고 연주하고, 그림을 그리고 조각하는 법을 배워 찬란한 문화를 창조했습니다. 그러나 우리 자신이라는 도구는 여전히 예전의 조건에 맞춰 프로그래밍이 된 채로 남아 있습니다. 더는 그 기능을 제대로 수행하지 못하는 것은 당연한 일입니다.

우리는 습관에 종속되어 있다.
(We Are Addicted to Our Habits)

우리는 마치 마약이나 담배, 알코올, 카페인에 중독된 사람들처럼, 각자 자신의 습관에 중독되어 왜곡된 습관을 반복하고 있습니다. 비록 중독자들이 약물이 자신을 망치고 있다는 것을 이성적으로 인지하고 있다해도, 그들은 그것을 끊을 힘이 없을 것입니다. 왜냐하면, 그들의 몸이 이미 그 약물에 익숙해져 있고, 중독이 유기적으로 자리 잡았을 테니까요.

우리가 자신을 사용하는 습관 또한 크게 다르지 않습니다. 근육과 골격, 신경 등 우리 몸의 다양한 시스템들은 습관적인 사용에 길들었고, 다르게 작동하는 방법을 잊어가고 있습니다. 간단한 예로, 우리는 의자에 앉는 것에 너무 익숙해져서 바닥에 편안하게 앉기에 필요한 근육의 유연성을 잃어버렸습니다. 우리의 호흡은 거칠고 제한된 방식으로만 달리거나 힘을 쓸 수 있습니다. 우리의 감각은 둔해졌고, 뇌는 다른 기능을 보상하기 위해, 필요하지 않은 상황에서도 과도하게 작동합니다. 이를 바꾸기 위해서는 오랜 기간의 탈 습관화 과정이 필요합니다. 탈 습관화 과정 없이 상황을 바꾸려는 모든 시도는 습관에 대한 의존도를 오히려 더욱 높일 뿐입니다.

아이가 태어날 때는 프로그래밍이나 습관의 중독으로부터 자유롭습니다. 성장하면서 프로그램이 아이에게 각인되고, 아이의 몸은 그것에 맞게 적응합니다. 유아는 계속 성장하고 발전하기 때문에 필요에 맞는 자기 사용법을 가르치고 지도해야 합니다. 그러나 부모를 포함한 주변의 모든 어른이 이미 자기 사용법에 대한 지침을 잊어버린 상황에서, 이것이 어떻게 가능할까요?

불안정한 감각 인식
(Unreliable Sensory Appreciation)

"이렇게 하는 게 맞는 것 같아⋯." 라는 믿음은 우리를 한가지 방식으로만 움직이게 합니다. 알렉산더는 자신이 머리를 앞과 위로 향하게 하고 있다고 느꼈지만 실제로는 그렇지 않았음을 눈으로 확인하는 과정을 거쳤습니다. 우리는 지금 그 지점에 와 있습니다. 느낌과 감각이 우리를 안내하며, 우리는 보통 익숙한 것을 옳은 것이라고 여기지만, 보통 우리는 이를 간과합니다. 어떤 움직임이 통증을 유발할 것임을 알더라도, 그 순간에는 오직 그렇게 움직이는 것만이 옳은 방식이고 유일한 선택으로 느껴질 것입니다.

일상 활동의 대부분에서 우리의 느낌(feeling), 더 정확히 말하면 우리의 감각 인식(sensory appreciation)은 완벽하지 않더라도 필요한 일을 수행할 수 있을 만큼은 신뢰할 수 있습니다. 예를 들어, 컵을 미끄러뜨리지 않고 손에서 놓치지 않을 수 있으며, 의자에 앉아 있거나 떨어진 물건을 주우려고 몸을 구부릴 수 있을 것입니다. 목소리를 사용해 우리가 말하고자 하는 단어를 표현할 수 있으며, 웅덩이를 뛰어넘을 때 그 폭을 정확히 가늠할 수 있을 것입니다.

앞서 언급했듯이, 나에게 중요한 활동을 수행하는 데 문제가 생기거나 어려움을 겪을 때야 비로소 나의 감각 인식이 정확하지 않다는 사실을 직면하게 됩니다. 보통 여러 가지 기법과 치료법을 시도하고 나서야 문제의 진정한 원인이 자기 내부의 안내 및 제어 메커니즘의 불확실성임을 알게 됩니다. 내가 의지하고 있는 느낌, 다시 말해 감각 인식이 실제로는 불확실하다는 것을 알게 됩니다. 마치 "고장난 전화기"처럼 내가 보내는 신호를 왜곡하여 의도했던 행동을 잘못된 결과로 이어지게 합니다.

우리의 감각 인식이 좀 더 믿을 수 있게 개선된다면 많은 문제가 해결될 것입니다. 이미 심한 손상이 발생하여 치료가 필요한 경우에도 감각 인식의 신뢰성이 향상되면 치료가 더 효과적일 것입니다. 노래, 연주, 춤, 스포츠 등과 같은 기술 훈련에서도 마찬가지로, 훈련의 효율성은 감각 인식의 신뢰도에 직접 달려 있습니다.

잘못된 개념
(Wrong Concepts)

우리가 "감각 인식"이라는 개념을 이야기하는 것은, 우리의 느낌이나 감각이 잘못되었음을 말하기 위함이 아니라, 그것들을 해석하는 방식에 문제가 있음을 명확히 하기 위함입니다. 느낌과 감각

자체는 결코 잘못되거나 틀리지 않습니다. "원한다", "원하지 않는다", "필요하다", "사랑한다", "괜찮다"와 같은 느낌은 우리가 존재하고 행동하는 모든 것의 원동력입니다. 감각은 우리가 한 일에 대한 피드백을 제공합니다.

그러나 우리는 감각을 있는 그대로 받아들이지 않습니다. 감각을 바람직하거나 부적절한 것으로 구분하는 해석을 동반합니다. 우리는 통증을 위험 신호로 받아들이기도 하고, 때로는 목표 달성을 위해 반드시 필요한 것으로 여기기도 합니다. 어떻게 받아들이는가는 훨씬 더 복잡하고 정교하게 결정되며, 출생 순간부터 우리의 교육, 우리 안에 새겨진 경험, 우리의 성공과 실패, 그리고 우리가 습득한 의견과 일반적인 신념 등과 관련되어 우리 안에서 잠재적으로 작용합니다.

그것들은 너무 당연해서 우리는 그 존재를 전혀 인식하지 못합니다. 이는 마치 프로그래밍이 된 시스템의 운영자가 시스템의 구성 요소들에 대해서는 전혀 신경 쓰지 않고, 그저 필요한 버튼을 눌러 시스템을 프로그램된 대로 작동시키는 것과 같습니다. 제대로 작동하지 않을 때는 기술자를 부르거나 전체 시스템을 교체합니다. 우리의 경우, 우리는 시스템 그 자체일 뿐만 아니라, 그것을 운영하는 사람이고, 또한 그것을 수리할 수 있는 기술자이기도 합니다. 이 기술자의 지식은 시스템을 운영하는 방법이나 그것이 필요로 하는 것에 대한 지식만큼 중요합니다.

만일 우리가 자기도 모르게 각인된 개념 가운데 몇 가지를 구체적으로 살펴본다면, 어떻게 앉고, 어떻게 서는지, 인사를 위해 악수를 하는 방법, 펜을 잡는 방법, 나에게 기대되는 역할, 타인에게 비치는 나의 모습, 내가 할 수 있는 것과 할 수 없는 것, 무엇이 너무 뜨겁거나 차가운지, 행동하는 방식, 실패에 대한 두려움 등 광범위한 개념들이 포함되어 있음을 알 수 있습니다.

저를 찾아왔던 한 여성이 있었습니다. 그녀는 자신의 옷과 화장에 많은 정성을 들였고, 이를 통해 나는 그녀가 외모에 많은 신경을 쓰는 사람임을 알 수 있었습니다. 그녀는 레슨을 시작하기 전, 자신의 '나쁜 자세'′를 바로잡고 싶다고 했습니다. 레슨은 거울 앞에서 진행되었고, 전반적으로 수월하게 진행되었으며, 그녀는 레슨의 내용을 비교적 잘 받아들인 것처럼 보였습니다. 그런데 레슨이 끝날 무렵, 그녀는 갑자기 거울 속 자신의 모습이 자신이 느끼고 예상하던 모습과 매우 다르다는 것을 깨달았고, 매우 당황하며, 충격을 받았다고 나에게 말했습니다. 그녀는 "바른 자세는 이래야 한다."는 생각을 하고 자신의 느낌에 따라 그 자세를 유지하려고 했었습니다. 하지만 실제로는 수그리고 약간 구부정한 자세를 유지하고 있었고, 자신의 실제 상태를 본 그녀는 할 말을 잃었습니다. 자신의 느낌과 실제 눈으로 확인한 자신의 자세는 매우 달랐기 때문입니다. 이 여성은 나중에 훌륭한 학생이 되었고 그녀의 상태는 빠르게 개선되었습니다.

감각 인식을 신뢰할 수 없을 때, 거울과 눈을 사용하여 이를 보완하거나 대신할 수 있습니다. 거울은 알렉산더 테크닉을 통한 개선 과정에서 매우 중요하게 여기는 도구로, 우리는 거울을 통해 마치 다른 사람을 관찰하듯이 자신을 관찰할 수 있으며, 감각 인식의 오류와 그것이 초래하는 문제를 최소화할 수 있습니다. 이것은 알렉산더의 출발점이기도 합니다. 알렉산더 테크닉 수업 동안, 교사는 손을 통해 학생이 자신의 몸을 사용하는 새로운 경험을 제공하여 왜곡된 상태를 완화합니다. 이를 통해 학생은 한 상황에서 다른 상황으로의 변화를 인식하고 조절할 수 있게 됩니다. 이를 효과적으로 수행하려면, 먼저 우리의 본능적이고 습관적인 반응 체계에 존재하는 균열을 드러내는 것이 반드시 필요합니다. 이것이 가능해지면 우리의 행동을 재평가할 수 있으며, 그동안 전혀 개입하지 못했던 곳에 이성적인 사고 과정을 도입할 수 있게 됩니다. 왜냐하면, 우리는 보통 '본능적으로', 그리고 '즉흥적으로' 반응하기 때문입니다.

6. 변화의 열쇠 - 인히비션

The Key to Change - Inhibition

　　잠시 멈추고, 생각에 작은 공간을 허용해 봅시다. 반복되는 고정관념, 되풀이되는 정의와 판단, '나는 원한다' 혹은 '나는 할 수 없다' 와 같은 생각의 영향에서 잠시 벗어나, 진정한 이성적 사고를 시작할 수 있는 작은 틈을 만듭니다. 나를 습관적으로 움직이게 하고, 때론 멈추게 하는 그 힘들과 잠시 거리를 두면, 명확하고 편견 없이 사고할 기회를 갖게 됩니다.

　　이 짧지만 분명한 순간, 습관의 힘은 약해지고 우리는 두 개의 생각 사이에서 선택할 수 있게 됩니다. 원래 가던 방향으로 계속 갈 수도 있고, 새로운 방향으로 갈 수도 있습니다. 또한, 한 생각에서 다른 생각으로 전환하는 과정을 알 수 있게 됩니다. 그런데 이 순간은 아주 짧아, 적절한 결단을 내리지 않으면 새로운 방향에 아무런 영향을 미치지 못한 채 지나가 버릴 것입니다.

이 순간은 하나의 프로그램을 다른 프로그램으로 대체할 기회입니다. 하지만 눈 깜짝할 사이에 지나가기 때문에 새로운 프로그램을 즉석에서 만들 수는 없습니다. 새로운 프로그램은 미리 준비되어 있어야 합니다. 이 과정은 미묘하고 빠르게 진행되며, 이 과정을 반복하여 그 순간을 확장할 수도 있습니다. 습관적인 반응을 멈추고 다른 반응을 유보하는 과정을 반복하며, 적절한 반응이 나타날 때까지 기다리는 것입니다. 반응을 유보하면서 동시에 다른 과정이 함께 이루어지면, 습관적인 반응을 효과적으로 자제할 수 있습니다. 이 과정이 바로 방향을 바꾸는 것, 즉 우리가 '디렉션 주기(giving directions)'라고 부르는 것입니다. 이에 대해서는 나중에 다루겠습니다

경험이 풍부한 안내자의 도움을 받으면 이 과정은 더욱 쉬어집니다. 먼저 안내자는 학생이 수행할 무언가를 정합니다. 말하기, 손을 들기, 걷기, 앉기, 일어나기 등 무엇이든 상관없습니다. 어떤 것이든 연습의 재료가 될 수 있습니다.

만일 '앉기'를 새로운 목표로 선택했다고 해봅시다. 가장 먼저, 내가 목표를 위해 행동하기를 원할 수도, 원하지 않을 수도 있습니다. 행동하기를 원한다면 즉시 움직일 수도 있고, 멈추거나 보류하며 나

자신을 사용하는 방식을 다시 돌아볼 수도 있습니다. 왜냐하면, 나는 도구이면서 동시에 그 도구를 사용하는 존재이기 때문입니다

교사는 인히비션으로 시작하는 전체 과정을 학생에게 안내합니다. 먼저 학생은 '앉기' 동작을 수행하겠다고 결정을 하고, 동작을 수행하는 대신, 자제하기(인히비션)를 선택합니다. 교사는 자신의 손과 말을 통해 자제하기를 돕고, 학생을 새로운 방향으로 안내하여 학생의 신체 구조와 의도에 더 적합한 새로운 프로그램과 연결되도록 돕습니다. 이 과정을 확립시키기 위해 교사는 이 과정을 반복하여 학생에게 안내합니다. 동작을 수행할지 말지를 매 순간 새롭게 결정하고, 새로운 디렉션을 주며 그것들이 자리 잡을 때까지 연습을 반복합니다. 그러면 앉는 행위는 점차 수월해지고, 여러 작업을 수행할 수 있는 새로운 방식이 확립됩니다.

새로운 디렉션들은 나 자신을 사용하는 방식과 관련이 있으며, 내 내부의 활동을 방해하지 않도록 해줍니다. 이를 통해 내 고유의 신체 구조에 맞게 행동할 수 있게 됩니다. 동물에서 볼 수 있는 것처럼, 머리가 먼저 움직임을 이끌고, 몸 전체(whole body)가 본래의 완전한 형태를 유지할 수 있게 해줍니다. 물론, 이러한 과정을 거치지 않고 그냥 앉을 수도 있습니다. 하지만 우리가 이 과정을 반복하여 연습하는 것은 단순히 앉는 방법을 배우기 위해서가 아닙니다. 우리는 "목적 지향자(End-gainers)"가 되지 않고, 변화를 이끌어내는 능력, 즉 우리 안에 내재한 습관 시스템을 바꿀 수 있는 능력을 계발하는 것에

집중하고 있습니다. 우리는 습관에 따르지 않고, (익숙한 방식과 다른 방식으로 앉겠다는) 원래 결정을 고수할 필요가 있습니다.

인히비션은 인간으로서 가지고 태어난, 우리 안에 존재하는 능력입니다. 그것은 우리에게 선택하고 변화할 수 있는 선택권을 부여합니다. 하지만 이 선택권은 그동안 한쪽 방향으로, 다시 말해 외부 지향적으로만 개발됐습니다. 그래서 우리가 자신을 사용하는 데 있어 이 선택지를 인식하지 못하고, 모든 행동에서 개나 고양이처럼 본능적으로 반응하여 행동합니다. 그들은 목적을 완벽하게 달성하지만, 우리는 그렇지 못하며 오히려 왜곡과 내부 불균형을 초래합니다.

제가 생각할 때, 우리가 사용하는 "인히비션"이라는 용어는 심리학에서 사용하는 것과 다르지 않습니다. 이 메커니즘은 본래 자유로운 선택, 변화, 발전으로 가는 문입니다. 이 덕분에 우리는 예술, 과학, 기술에서 놀라운 성과를 이루며 문화를 발전시키고, 우리의 삶을 크게 변화시킬 수 있었습니다. 그러나 우리는 변화하는 삶의 조건에 맞추어 자신을 스스로 조정하는 능력의 필요성을 여전히 간과하고 있습니다. 그 결과, 우리의 문화적 축복은 저주가 되었고, 새로운 균형을 가져올 수 있는 메커니즘은 우리 내면에서 장애물이 되어, 우리의 내적 자유를 제한하는 메커니즘으로 전락했습니다. 겉으로는 인간이지만, 내면적으로는 여전히 동물입니다.

알렉산더는 자신의 발견과 이를 바탕으로 개발한 기법이 새로운 균형을 향한 첫걸음이라고 생각했습니다. 그는 균형을 찾기 위해 과거로 돌아가려는 접근 방식, 소위 "자연으로 회귀"에 반대[2]했으며, 우리의 균형과 진화 능력을 회복하고, 우리 안에 내재한 가능성에 대한 인식을 높이는 방법을 개발하는 것을 자신의 소명으로 여겼습니다. 또한, 이것을 그가 그토록 높이 평가하고 존경했던 문화적 성취를 완성하는 데 필수적인 요소로 여겼습니다.

---

[2] 역자 : "자연으로 회귀"는 19세기와 20세기 초반에 유행했던 사상으로, 현대 문명의 영향에서 벗어나 본래의 자연 상태로 돌아가고자 하는 철학적 사상입니다. 알렉산더는 이성적이고 의식적인 접근을 통해 우리가 가진 가능성을 발견하고 개발하여 새로운 환경에 적응할 수 있는 능력을 개발해야 한다고 생각했습니다.

7. 머리에서 시작: 프라이머리 컨트롤, 디렉션 주기

Beginning from the Head:
The Primary Control and Giving Directions

지금까지 인히비션의 과정, 즉 습관적인 반응을 멈추고 새로운 반응을 보류하는 과정을 자세히 설명했습니다. 그런데 이러한 요소들은 전체 변화 과정의 한 부분입니다. 앞에서 언급했던 것처럼, 멈춤(stopping)이나 유보하기(withholding)가 진정한 의미를 얻고 새로운 반응에 영향을 미치기 위해서는 "새로운 프로그램"이 준비되어 있어야 합니다. 그리고 새로운 프로그램은, 나라는 도구가 최적의 방식으로 기능을 수행하도록 조율하는 디렉션의 변화, 즉, 나를 사용하는 방식을 변화시키는 것과 관련이 있습니다. 이 변화를 위해서 우리는 언제나 우리를 '머리가 이끈다'는 한 가지 원칙으로 돌아와야 합니다.

이러한 과정에는 능동적인 사고가 필요합니다. 의식적인 지시 없이 일어나는 본능적이고 습관적인 반응과는 달리, 멈추고, 보류하고, 디렉션을 주는 것은 육체 활동임과 동시에 정신 활동이기도 합니다. 이는 머릿속에서만 이루어지는 추상적 사고가 아니라, 능동적인 사고, 다시 말해, 실제 행동으로까지 이어지는 사고를 말합니다. 그렇다면 사고(thinking)란 무엇이고 행동(activity)이란 무엇일까요? 우리의 일반적인 사고는 모든 것을 그 구성 요소로 나누는 경향이 있으며, 우리의 언어도 이에 맞추어 형성되었습니다. 그러나 여기서는 멈춤, 보류, 지시를 주는 것, 그 때문에 신체에서 일어나는 변화, 그리고 행동의 수행 자체를 모두 포함하는 하나의 과정에 관여하고 있습니다. 이 모든 것은 비록 순서가 있긴 하지만 동시에 일어나는 과정입니다. 이 과정을 테스트할 수 있는 유일한 방법은, 내가 머리를 앞으로 그리고 위로 향하게 생각했을 때 실제로 머리가 앞으로 그리고 위로 이끌린다면, 그 과정이 제대로 작동하고 있는 것입니다. 처음 시도했을 때는 그 결과가 정반대였습니다. 우리는 머리를 앞과 위로 향한다고 생각했으나, 실제로 머리는 뒤와 아래로 움직였습니다.

프라이머리 컨트롤
(The Primary Control)

알렉산더는 실험을 통해 〃머리부터 발끝까지〃라는 표현의 실질적인 의미를 알아냈습니다. 이 표현은 나 자신은 분리할 수 없는 하나의 전체임을, 그리고 동시에 순서가 존재함을 의미합니다. 알렉산더는 이를 "모두 동시에, 하나씩 순서대로(all together, one after another)"라고 표현했습니다. 그는 목과 머리 사이의 관계, 목과 머리 그리고 등과의 관계, 목, 머리, 등과 사지의 관계가 유기체를 제어하고 우리가 하는 모든 일에서 자기 사용의 질을 결정하는 관계라는 사실을 발견했고, 이 메커니즘을 "프라이머리 컨트롤(Primary Control)"이라고 불렀습니다.

목이 수축하여 머리가 몸통을 누르고, 그 때문에 신장이 짧아지며, 팔과 다리가 몸 안쪽으로 당겨지고, 그 때문에 시스템의 활동이 왜곡되기 시작합니다. 다시 말해, 프라이머리 컨트롤의 활동이 왜곡된 방향과 내부 균형을 방해하는 방식으로 나타나는 것입니다.

왜곡된 활동을 멈추고, 다른 지시가 차례로 주어집니다. 목이 긴장하는 것을 방지하고, 머리가 앞과 위로 향하며, 등이 온전히 길어지고 넓어지면, 팔과 다리는 길어지고 모든 관절이 자유롭게 작동할 수 있습니다. 이러한 작용이 일어서기, 앉기, 말하기 등의 활동 중에도 계속 활성화되어 나타난다면, 이는 프라이머리 컨트롤이 시스템의 균형을 맞추기 위해 작동하고 있음을 나타냅니다.

이러한 상황에서는 관절이 '녹슬지' 않으며, 어떤 활동을 하든 저항이나 마찰 없이 단순하고 쉽게 이루어집니다. 이 방식으로 우리는 전체성과 조화 속에서 작동하며, 설령 잘못된 사용으로 손상된 경우에도 유기체가 스스로 회복하고 재생할 수 있게 해줍니다.

조깅
(To Run for Pleasure)

우리는 보통 일상 활동이 균형을 이루어야 한다고 생각합니다. 그래서 만약 주로 앉아서 일을 하고, 몸을 많이 움직이지 않는 시간이 많다면, 걷기나 조깅, 수영, 테니스와 같은 신체 활동을 통해 균형을 맞추어야 한다고 생각합니다. 이러한 요구에 부응하여 몇 년 전부터 조깅이 유행하기 시작했습니다.

그러나 사람들이 거리를 달리기 시작한 후, 그 결과가 항상 긍정적이지 않다는 것이 밝혀졌습니다. 특히 조깅하는 사람들 상당수가 무릎에 부상[3]을 입고 이를 치료하기 위해 의사를 찾았으며, 걸음을 디딜 때 전달되는 충격을 완화하기 위해 특수 신발이 제작되었습니다.

만일 사람들이 프라이머리 컨트롤을 제대로 사용하는 것에 주목했다면, 우리 몸이 충분한 유연성을 가지고 있으며, 외부의 그 어떤 보조 장치보다 훨씬 뛰어난 충격 흡수 시스템을 가지고 있음을 발견했을 것입니다. 그렇다면 조깅을 하다가 생긴 손상의 원인은 신발이 잘못되었거나 조깅 자체에 있는 것이 아니라, 프라이머리 컨트롤 메커니즘을 잘못 사용한 것임이 분명해집니다. 다른 모든 운동들처럼, 조깅은 머리부터 발끝까지 온몸으로 하는 활동입니다. 저는 가끔 친한 제자들과 가벼운 조깅을 즐깁니다. 마당이나 거리에서

---

[3] 역자 : 원문에는 Jogger's knees라 명명한 이 부상은 한국에서는 보통 Runner's Knee, 혹은 "슬개대퇴통증 증후군 (PTPS: Patellofemoral Pain Syndrome)"이라 부릅니다.

조깅을 하면서, 머리가 이끌 때 우리의 몸이 얼마나 부드럽고 유연하게 반응하는지 새롭게 발견합니다.(그림 9)

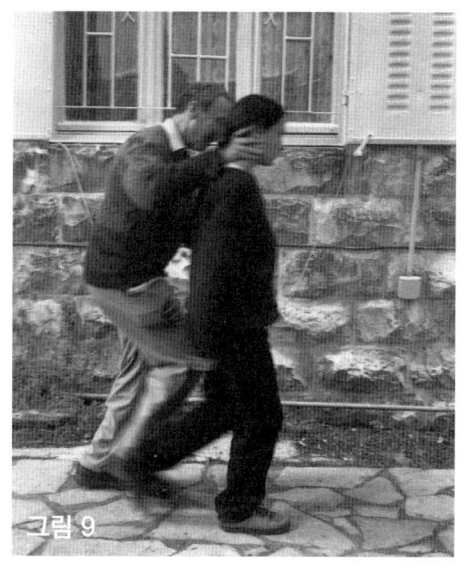

그림 9

나의 움직임, 그리고 내 안의 움직임
(Myself in Movement and the Movement within Me)

"디렉션 주기(giving directions)"란 무엇일까요? 이 과정에는 미사일 유도 시스템처럼 어느 방향을 향해 나아가도록 유도하는 "안내(guide)"의 측면과, 움직임 자체, 다시 말해 미사일이 향하는 "방향"의 측면이 포함되어 있습니다. 사람들이 (움직임을 위한) 디렉션에 대해 이야기할 때, 종종 두 개의 서로 다른 시스템을 섞어서 말하는 경향이 있습니다. 이는 큰 혼란을 초래할 수 있으며, 우리가 올바르게 움직이는 방법을 이해하는 데 방해가 될 수 있습니다.

첫 번째 시스템은 공간 안에서 움직임과 그로 인한 공간과의 관계 변화에 관한 시스템입니다. 가령, 내가 방 안에 있을 때, 나의 위치와 나를 둘러싸고 있는 공간과의 관계를 생각해봅니다. 내가 창문을 향해 서서 그 방향으로 움직이면, 창문은 내 앞에 있으며 나는 창문과 점점 가까워집니다. 창문에 등을 돌린다면 창문은 내 뒤에 있게 되며, 내가 향하는 방향과 이동하는 방향에 따라, 나와 창문과의 관계는 계속해서 변화합니다. 나의 움직임은 자유롭고 나는 언제든 내 의지에 따라 방향을 바꿀 수 있습니다. 이 시스템에서 우리의 안내와 조절 메커니즘은 충분히 신뢰할 수 있습니다.

두 번째 시스템은 내 안의 움직임에 관한 것입니다. 나는 부피를 가진 존재이며, 그 부피 안에는 앞과 뒤, 위와 아래, 오른쪽과 왼쪽 등의 방향이 존재합니다. 이 내부 방향은 내가 공간상에서 위치를 바꾸더라도 바뀌지 않습니다. 내가 뒤로 움직일 때도 내 머리는 목을 기준으로 앞과 위를 향할 수 있습니다. 내가 올라가거나 내려갈 때에도 나의 등은 항상 내 뒤에 있습니다. 내 등은 길이와 너비가 있습니다. 내 오른팔과 오른 다리는 항상 내 오른팔과 오른 다리로 남아 있으며, 내 머리는 항상 나의 앞과 위에 있고 발은 아래에 있습니다. 우리의 내부 방향 시스템은 우리가 발로 서 있든 머리로 서 있든, 공중제비를 돌든, 누워 있든, 일어서든, 쭈그리고 앉든 안정적이고 기본적인 구조를 유지합니다. 이는 마치 서커스에서 곡예사를 볼 때 경험하는 것과 같습니다. 우리가 그들의 공연을 보며 놀라움과 즐거움을 느끼는 이유가 바로 이것입니다.

우리의 내부 방향 시스템 안에서도 지속적인 변화가 일어납니다. 만일 머리가 목 쪽으로 당겨지면 머리는 뒤로, 목은 앞으로 향하고, 동시에 머리의 움직임이 아래로 향하면서 몸에 압력을 가해서 등이 짧아집니다. 이러한 움직임은 우리 내부에서 발생하며, 방 안에서 우리의 위치를 변경하는 더 큰 움직임과는 다릅니다. 우리는 이 두 시스템의 차이를 알아야 합니다. 그런데 비록 이 두 시스템은 다르지만, 그들 사이에는 본질적인 연결이 있습니다. 하나가 없으면 다른 하나도 존재할 수 없으며, 하나가 다른 하나에 좋든 나쁘든 영향을 미칩니다. 우리가 두 영역에서 움직임의 방향을 나타내기 위해 같은 단어를 사용하는 것은 우연이 아닙니다.

우리 자신이나 학생을 관찰할 때 가장 놀라운 점 중 하나는, 내부의 방향성이 매우 잘못되어 있을 수 있다는 것입니다. 거울을 보고 머리를 앞과 위로 가져가려고 해보세요. 대부분은 머리가 목으로부터 뒤와 아래로 향하게 될 것입니다.

중력의 힘과 생명의 힘
(The Force of Gravity and the Force of Life)

우리에게 작용하는, 그리고 우리 안에서 작용하는 힘들을 살펴봅시다. 우리 내부에는 두 가지 주요한 힘이 작용하는 것으로 보이며, 이 두 힘의 상호작용과 균형이 움직임을 가능하게 합니다. 이 중 하나는 항상 수직이며, 지구를 향해 작용하는 "중력의 힘(Force of Gravity)"입니다. 지구 위의 모든 물체는 중력의 영향을 받습니다.

그런데 살아 있는 유기체는 단순히 중력에만 의존하지 않습니다. 우리는 테이블이나 의자와 같은 물체에는 없는 또 하나의 힘, 즉 "생명력(Force of Life)"을 가지고 있습니다. 생동감, 또는 생명력이라 표현하기도 하는 이 힘은 중력처럼 수직으로, 하지만 위쪽으로 작용합니다. 만일 중력만 우리에게 작용한다면 우리는 땅에 깔려버릴 것입니다. 반대로 생명력만 작용한다면, 우리는 아마 하늘로 날아가 버릴 것입니다. 우리가 어느 방향으로든 안정적으로 움직일 수 있는 건, 이 두 힘이 상호작용을 하기 때문입니다. 두 힘이 균형을 이룰 때, 우리는 움직이기 위해 불필요한 힘을 쏟지 않아도 됩니다. 만일 움직이기 위해 자기 몸무게를 이기려 노력해야 한다면, 내 내부의 힘의 균형이 무언가 잘못되고 있음을 의미합니다. 개나 고양이는 움직일 때 결코 힘을 들인다는 인상을 주지 않습니다. 거대한 무게를 지닌 코끼리들도 움직일 때마다 그들의 무거운 체중을 들어 올리는 듯한 인상을 주지 않습니다. 오히려 그들보다 가벼운 우리가 그러합니다.

내 안의 방향 시스템은 내 안에 있는 힘들의 균형(또는 불균형)을 나타냅니다. 방향 시스템이 제대로 작동하여 나의 본래 상태를 유지할 때, 나는 움직임 속에서 마치 떠 있는 것처럼 가벼움을 느낍니다. 땅이나 의자 또는 침대에 닿는 부분 외에는 아무런 무게도 느끼지 않습니다. 팔이나 다리를 들어 올리거나, 몸을 굽히거나 일어설 때, 무게를 이겨낼 필요가 없습니다. 과도한 수축(짧아짐)이나 이완(또한, 짧아짐의 한 형태!) 없이 큰 활력을 가진 상태입니다. 근육의 질적인 측면에서, 이것은 건강한 근육 톤(tone)의 상태를 나타냅니다.

근육 긴장, 수축, 그리고 이완
(Muscular Tension, Contraction and Relaxation)

근육이 적절한 긴장 상태를 가질 때, 신체의 특정 부위(가령 목, 어깨 또는 허벅지)가 과도하게 긴장하거나 과도하게 이완하지 않습니다. 사람들의 상태를 자세히 살펴보면, 신체 어느 부위가 과도하게 긴장되어 있을 때, 다른 어느 부위는 과도하게 이완되어 있음을 알 수 있습니다. 그 반대도 마찬가지입니다. 허리가 약하고 불안정한 사람의 목은 믿을 수 없을 정도로 '뻣뻣'하며, 소위 '근육 과다'로 고생하는 무용수나 역도 선수는 안정성을 담당하는 근육이 매우 약해져 있습니다. 우리는 젊은 사람들의 과도한 유연성에서 나이 든 사람들의 과도한 경직성으로의 극단적인 전환을 경험하며, 안정적인 "좋은 자세"에서 구부정하고 앞으로 숙인 자세로의 전환도 목격합니다.

디렉션 주기(giving direction)는 신체 각 부위 근육의 긴장 정도를 직접 조절하기 위함이 아닙니다. 디렉션 주기를 통해 프라이머리 컨트롤이 제대로 기능한다면, 근육의 적절한 긴장도와 균형은 그 결과로 나타날 것입니다. 고양이와 개는 본능적으로 항상 균형을 유지하며, 잘못된 움직임을 하지 않습니다. 하지만 그들의 디렉션은 본능적이기 때문에, 새로운 환경에 맞춰 변화하거나 적응하지 못합니다. 반면, 자유 의지를 갖춘 인간은 환경과 상호작용하며 이 능력을 발전시켰지만, 대신 자신을 사용하는 방법에 관해 완전히 무지합니다. 앞서 살펴본 것과 같이 인간의 본능적인 디렉션은 왜곡되고 불균형해지는 경향이 있습니다. (잊힌 사용 지침, 목적을 달성하지 못하는 프로그램, 습관의 힘 등을 기억하세요..)

디렉션 주기의 과정
(The Process of Giving Directions)

다시 디렉션 주기로 돌아가 봅시다. 이미 언급했듯이, 공간에서의 방향성과 우리 내부의 방향성은 서로 영향을 주고받습니다. 우리가 서 있거나 앉아 있을 때와 같이 몸이 수직 상태에 있을 때, 머리는 앞을 향하고 발은 단단히 지면에 닿아 있습니다. 이는 우리가 침대에 누워 있거나 움직임을 수행할 때도 마찬가지입니다. 좀 더 복잡한 움직임에서는 이러한 관계가 조금 더 복잡해지지만, 얼굴은 앞을 향하고 등은 뒤를 향하며 오른쪽과 왼쪽이 있다는 점은 비교적 쉽게 이해할 수 있습니다. 서커스의 곡예사는 마치 '세계 속 세계(a world within a world)'를 보여주는 것처럼, 굉장히 복잡한 움직임을 하면서도 자신만의 방향 감각과 균형을 유지합니다.

디렉션의 시스템은 다음과 같이 구성됩니다.

목이 자유로워지고 Let the neck be free
머리가 앞과 위로 향하고 To let the head go forward and up
등은 길어지고 넓어진다. To let the back lengthen and widen
(그리고 팔과 다리, 우리가 수행할 움직임에 대한 디렉션을 계속합니다.)

이 디렉션들은 "모두 함께, 차례로"[4] 주어집니다. 이 문장들은 단지 출발점이거나 상기시켜주는 역할일 뿐이며, 우리 안에서 아주 섬세한 움직임으로 이어질 때 진정한 의미가 있습니다. 이 과정은 자연스럽고 유기적이며, 전체 유기체를 생기와 균형 잡힌 상태로 만듭니다.

디렉션 주기는 후천적인 습관 때문에 왜곡된 내부 활동의 균형을 회복시키기 위한 것입니다. 따라서 이 과정은 우리가 보통 사용하는 사고방식과는 다른 사고방식을 요구합니다. 보통의 사고방식은 우리 안의 작은 세부 사항만을 조명하고 나머지는 어둠 속에 남겨두는 경향이 있습니다. 우리는 마치 오케스트라 지휘자나 감독과 같이, 여러 방향으로 동시에 디렉션을 주고, 각 세부 사항의 실행에 지나치게 집중하지 않으면서도 전체 시스템을 운영하는 포괄적인 사고방식을 개발할 필요가 있습니다.

이 과정은 왜곡된 습관과 연결된 감각 인식에 대한 절대적인 의존에서 벗어나는 것(즉, 인히비션 과정)과도 관련이 있습니다. 물론 이 길을 혼자 걷기는 어렵지만, 경험이 풍부한 안내자의 도움을 받으면 충분히 가능하고 실현할 수 있습니다.

---

4) 역자 : all at once, one after the other

8. 배움의 과정 그리고 교사의 역할
The Learning Process and the Role of the Teacher

당신이 책상에 앉아 무언가에 몰두하고 있는데, 갑자기 전화벨이 울립니다. 벨 소리를 듣자마자 즉시 수화기를 집어 들겠다는 충동이 일어납니다. 어떻게 해야 할까요?

만일 충동에 따라 수화기를 집어든다면, 다른 선택의 여지 없이, 습관적으로 해오던 방식을 반복하는 것입니다. 충동에 따르지 않고 수화기를 집어드는 것을 잠시 보류한다면, 습관적 반응을 자제하고, 다른 선택을 할 기회가 오게 됩니다 또한, 내가 나를 사용하는 방식도 평가할 수 있으며, 내가 추구하는 목표를 달성하기 위한 가장 좋은 방법을 선택할 수 있습니다.

이 모든 일은 눈 깜짝할 사이에 일어납니다. 내가 즉각적인 반응을 따른다면, 나는 갇히게 됩니다. 반면, 즉각적인 반응을 자제한다면 나는 자유롭습니다. 매 순간 나는 행동 과정과 사용하는 방법이 바람직한지 재평가할 수 있습니다. 이 과정을 지속하면, 그 방법들이 내 안에 자리 잡게 되고, 내가 내리는 모든 결정은 그 수단들을 통해 이루어질 것입니다.

알렉산더는 목표를 달성하기 위한 과정과 방법에 상관없이, 어떤 대가를 치르더라도 목표를 달성하고자 하는 열망을 "엔드 게이닝(End-gaining)"이라고 명명했습니다. 즉각적이고 본능적으로 반응하는 것은 엔드 게이닝의 표식과 같습니다. 이러한 반응을 자제하고 목표에 도달할 수 있는 "달성 수단(means-whereby)"을 준비하는 것이 "건설적이고 의식적인 제어(Constructive Conscious Control)"로 이어지는 길입니다. 이것은 "엔드 게이닝"처럼 목표를 향해 나아가는 방식은 아니지만, 그럼에도 확실한 대안 경로입니다. 더 오래 걸리는 것처럼 보이지만 실제로는 그렇지 않습니다. 목표를 더 성공적으로 수행할 수 있으며, 그 과정을 따르는 동안 나라는 도구도 더 능숙해지고 개선됩니다. "달성 수단(means-whereby)"을 준비하는 것이 모든 것의 기초가 됩니다.

우리는 통증을 직접 치료하거나, 수축한 근육을 '이완(relax)'시키고 약한 근육을 강화하지 않으면서도 적절한 달성수단과 의식적 통제를 통해 전체 시스템 안에서 더 건강하고 균형 잡힌 활동을 가져올 수 있습니다. 이를 통해 유기체 내에 새로운 변화가 만들어지면, 종종 문제는 저절로 사라집니다.

만일 혼자 작업한다면, 자신이 내린 결정과 자신에게 주는 디렉션을 자기가 제대로 따르고 있는지 확인할 수 있는 조건을 만들어야 합니다. 알렉산더는 자신을 여러 각도에서 관찰할 수 있도록 거울을 활용했습니다. 그는 자신의 느낌을 신뢰할 수 없음을 깨닫고, 더욱 객관적인 감각인 시각을 활용했습니다. 눈에 보이는 것에 반응하지 않거나, 익숙해지지 않고 그저 관찰하기는 쉽지 않습니다. 이는 강한 내적 자기 훈련이 필요한 어려운 과정입니다.

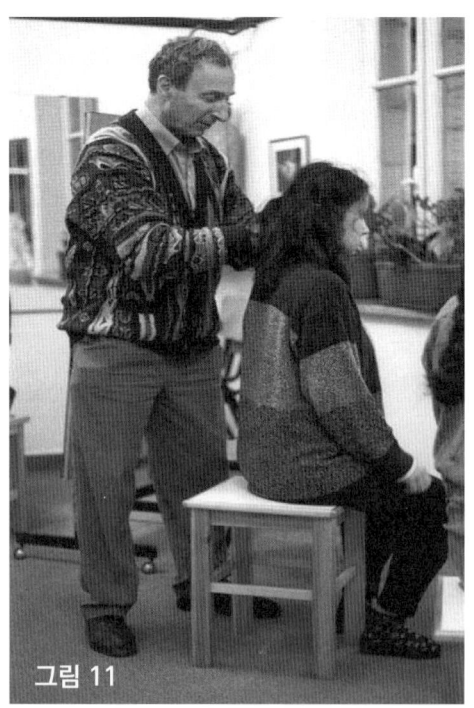

그림 11

알렉산더 테크닉 교사의 역할은 이 과정을 효과적이고 원활하게 이루어지도록 돕고 안내하는 것입니다.(그림 11) 교사는 학생에게 '앉기'와 같은 특정 활동을 할 것을 지시합니다. 학생은 교사의 지시에 대한 즉각적인 반응을 보류하고, 교사는 "프라이머리 컨트롤(목, 머리 및 등의 관계)"의 적절한 작동에 대한 지시 - 목이 자유롭고, 머리가 앞뒤로 향하고, 등이 길어지고 넓어진다 - 를 줍니다. 디렉션은 먼저 언어로 주어지며, 교사는 손을 통해 그 의미를 구체적으로 학생에게 전달합니다. 학생의 몸에 움직임을 위한 적절한 디렉션을 제시하면 학생은 새로운 경험을 하게 됩니다.

이는 첫 레슨에서도 가능합니다. 이 경험이 인상적이지 않다면 학생은 이 경험이 가능하다고 믿기 어려울 것이고 이 작업을 계속하기는 쉽지 않을 것입니다 그러나 반복을 통해 이 경험이 강화되면서, 점차 학생은 잠재된 내면의 활동을 스스로 깨울 수 있으며, 그 활동은 자신이 그동안 해오던 행동보다 더 좋은 사용을 가져옴을 알게 됩니다. 또한, 이것이 외부로부터 주입되는 것이 아니라, 유기체 내부로부터 일어나는 과정임을 이해하게 됩니다. 그러면서 점차 수업이 아닌 상황에서도 이 과정을 시도해보고 싶어집니다. "연습 없는 연습(practice without practice)"이라 부르는 형태가 만들어지는 것입니다. 학생의 삶에 새로운 무언가가 들어옵니다. 큰 변화는 한 번의 수업으로 일어날 수 있지만, 때로는 더 오랜 시간이 필요할 수도 있습니다.

알렉산더 레슨을 찾는 이들 중 상당수는 자신의 의지보다는 주변 사람들의 권유에 따랐거나, 견딜 수 없이 고통스러운 상황에서 최대한 빨리 벗어나고 싶어합니다. 그들은 종종 의구심을 가지며, 때론 받아들이는데 거부감을 느낍니다. 이런 학생의 저항은 한두 번의 수업만으로 극복되지 않을 수 있습니다. 내가 기억하는 한 학생이 있습니다. 그는 자신은 아내의 압박 때문에 레슨을 찾았지만, 자신은 내가 가르치는 내용에 많은 거부감을 느끼고 있다고 솔직하게 털어놓았습니다. 첫 번째 수업을 마치고, 그에게 진심으로 나와 계속 수업을 하고 싶은지를 물어보자, 그는 다음 수업 날짜를 잡지 않으면 집에 돌아갈 수 없다고 대답했습니다. 이러한 상황이 몇 차례 반복되던 어느 날, 그는 자신에게 어떤 변화가 일어나고 있음을 깨닫고 이렇게 말했습니다. "뭔가 제대로 된 게 있나 보네요." 그는 그동안 거부감을 가졌음에도 자신의 상태가 나아지고 있다는 사실에 놀라며, 비로소 알렉산더 테크닉의 효과를 인정하기 시작했습니다.

어떤 동작을 수행하는 도중에 디렉션 주기를 새롭게 하는 것은 더욱 어렵습니다. 알렉산더 레슨에서 '앉기'를 할 때, 교사는 서 있는 상태의 학생에게 앉기 동작의 수행을 보류하기를 반복하게 하면서 동시에 학생에게 프라이머리 컨트롤을 위한 디렉션을 제시합니다. 이 과정은 점차 익숙해져서 동작을 수행하는 중에도 디렉션을 유지할 수 있게 됩니다. 이때 학생에게서 종종 "하지만 제가 한 게 아니에요!"라는 반응을 듣게 됩니다. 왜냐하면 학생은 자신이 힘을 쓴다는 느낌을 받지 않았으며, 의자에 앉는 과정이 평소와 달랐기 때문입니다. 또한, 자신이 통제와 균형을 잃었다는 느낌을 어느 정도 받았을 수도 있습니다. 앉는 동작을 수행할 수 있었던 건 교사의 지지가 있었기 때문입니다. 하지만 교사 역시 "나 또한 하지 않았습니다." 라고 말할 것입니다. 왜냐하면, 교사 역시 신체적으로 힘을 쏟거나, 학생의 무게를 손으로 지탱한 것이 아니기 때문입니다.

디렉션을 주는 과정에 익숙해지고, 움직임 중에도 디렉션 주기를 계속 유지할 수 있게 되기까지에는 시간이 걸립니다. 처음에는 편하고 익숙한 환경에서 간단한 움직임으로 시작하고, 익숙해지면 점차 어려운 상황과 복잡한 움직임으로 확장할 수 있습니다. 그 과정에서 학생은 교사의 도움 없이도 이것이 가능하다는 것을 깨닫게 됩니다. 이 단계에서는 디렉션을 새롭게 하는 능력과 그에 관한 관심이 점점 커지고 있음을 인식해야 합니다. 디렉션 주기는 "무언가를 하는 것이 아니며, 이를 끊임없이 생각해야 하는 것도 아니다." 는 점을 이해해야 합니다. 내가 할 일은 그저 이 과정을 자극하기를 반복하는 것뿐입니다.

습관의 힘이 매우 강력하다는 것을 명심해야 합니다. 유기체와 그 안내 및 조절 메커니즘이 새로운 상황에 더 쉽게 적응할 수 있으려면 습관의 힘을 극복하고 조절하는 힘을 키워가야 합니다. 시간이 지나면서 우리는 더 자유로워지고, 우리의 감각 인식은 더 신뢰할 만해지며, 습관적인 반응을 멈추고 움직임을 자제하며 디렉션을 지속해서 주기가 더 쉬워집니다. 어느 순간, 이전 상태로 돌아가는 것이 오히려 불편하고 바람직하지 않다는 것을 인식하게 될 것입니다. 예를 들어, 구부정하게 앉은 자세가 더는 편안하지 않게 되고, 허리를 굽히기보다는 어린아이처럼 무릎을 사용하는 방식으로 바뀔 것입니다. 이전에는 많은 힘이 필요했던 움직임들이 이제는 더욱 효율적이고 쉽게 이루어집니다. 이전에 필요했던 힘이 더는 필요하지 않습니다. 이러한 현상은 특히 힘과 민첩성이 함께 요구되는 활동, 예를 들어 피아노, 바이올린, 첼로 등을 연주할 때 두드러지게 나타납니다. 새로운 상태에서는 훨씬 적은 연습으로도 상태를 유지할 수 있습니다. 우리는 연주를 위해 자신을 '극복'할 필요도, 연주를 억지로 할 필요도 없습니다. 이 현상은 무용수들 사이에서도 잘 알려졌습니다. 한 무용수는 과거에는 몇 주 동안 강도 높은 훈련이 필요했던 복잡한 동작을 이제는 적은 연습으로도 쉽게 해낼 수 있다는 것을 발견했습니다.

    기초를 다지기 위해 오랜 과정을 거칠 필요는 없습니다. 약 30회 정도의 레슨을 받으면 스스로 계속할 수 있는 기초를 다질 수 있습니다. 저는 몇 번의 수업만 받고 20년 이상의 시간이 지난 후에 다시 찾아오는 학생들을 만난 적이 있는데, 오랜 시간이 지났음에도 그들 대부분은 계속 발전할 수 있는 기본기가 남아있었습니다. 만일 학생에게 특별한 이유가 있거나, 그가 알렉산더 테크닉을 더 깊이 알고 싶어할 경우, 수업은 정해진 기간 없이 계속될 수 있습니다.

9. 내가 할 수 있는 일
What is Within My Power to Do?

　제 스승인 패트릭 맥도날드는, 사람들은 변화를 원한다고 말하지만, 정작 자신을 스스로 바꾸려고 하지는 않는다고 말하곤 했습니다. 그리고 사람들은 보통 자유라는 개념을 모든 것이 가능하고 무엇이든 허용되는, 경계가 없는 상황을 떠올리는 것 같습니다.

　학생들과 작업을 하다 보면, 자신의 신체로 무엇이든 해내고 싶어하는 열망을 종종 발견합니다. 하지만 때론 그 열망이 신체가 허용하는 범위를 넘어서는 경우가 있습니다. 가령, 고양이처럼 유연한 움직임을 하고 싶을 수 있지만, 우리 신체는 그러한 유연성을 허용하지 않습니다. 오히려 우리의 기능에 심각한 손상을 끼칠 수 있습니다.

우리 내면의 움직임, 즉 "디렉션"의 자유로움은 우리가 지닌 유기체의 구조와 깊이 연관되어 있습니다. 유기체의 구조는 내부 움직임의 결과이면서, 동시에 그 한계를 설정하는 역할을 합니다. 우리가 예루살렘과 뉴욕에 동시에 있을 수 없듯이, 외부 세계에서 우리의 움직임에는 제약이 따르며, 우리의 움직임은 현재 우리가 위치한 장소와 그 경계 안에서 이루어집니다. 마찬가지로 내부의 움직임 역시 우리의 구조의 영향을 받습니다. 알렉산더가 "역학적 이점(mechanical advantage)을 누린다"고 표현했던, 내부의 움직임을 가장 잘 활용할 수 있는 자세와 움직임은 우리 구조에 따라 정해집니다.

우리가 자신을 올바르게 사용하고, 신체가 이미 이러한 사용을 위해 조직되어 있다면, "역학적 이점"을 갖춘 움직임을 넘어선 범위로 우리의 동작을 확장할 수도 있습니다. 다만, 이것이 바람직한 움직임은 아니라는 점을 기억해야 합니다. 건강한 생명체는 스프링과 유사한 안정성과 탄성의 특성이 있어, 압력을 받으면 모양이 변하지만, 압력이 줄어들면 원래 위치로 돌아갑니다. 만일 이 탄력성이 손상되었다면 가능한 ´스프링´에 가해지는 압력이 적은 상황으로 돌아가는 것이 중요합니다. 강철 스프링과 달리 우리 몸은 균형과 탄력성을 스스로 회복할 수 있는 능력이 있습니다. 이를 위해서는 우리 몸, 즉 우리 자신에게 너무 많은 외부 압력을 가하지 않는 것이 가장 좋습니다. 즉, 일상생활에서 ˝역학적 이점"이 있는 자세와 움직임을 가능한 한 많이 사용하는 것이 바람직합니다. 이 자세와 행동은 과도하고 해로운 노력을 방지합니다. 궁극적으로 모든 활동의 수준 (즉, 우리에게 건강하고 효율적인 정도)은 우리 자신을 얼마나 잘 사용하는지에 달려 있다는 것을 기억할 필요가 있습니다.

"역학적 이점"의 자세
(Positions of "Mechanical Advantage")

역학적 이점을 가진 자세와 움직임´은 수업과 학습 과정에서 자주 사용됩니다. 이러한 자세와 움직임은 디렉션 주기 과정(내부에서 일어나는 움직임)을 원활하게 만들어줍니다.

- 멍키 자세 (The Monkey Position)
- 수파인 자세 (The Supine Position)
- HOBC (Placing Hands on the Back of a Chair)
- 벽에 기대 발꿈치 들기
- 걷기 (Walking)
- 앉기 (Sitting)
- 호흡 (Breathing)

자세 자체는 단순히 외적인 형태입니다. 그 자체로는 아무런 내용이 없으며, 이는 마치 우리의 눈을 속이는 모형 사과와 같습니다. 한 입 베어 물어보면 맛도, 냄새도, 영양가도 없다는 것을 알게 됩니다. 자세는 우리 안에서 일어나는 움직임이 있을 때, 생명력과 진정한 의미를 얻습니다. 이 움직임은 완전히 보이지 않는 곳에서 일어나고 있으며, 수업의 역할은

이 움직임에 빛을 비추고, 시간이 지나면서 더 의식적으로 자신을 인도하며, 보다 균형 있고 건강한 방향으로 나아가도록 돕는 것입니다. 따라서 자세는 수업 중에, 그리고 이후 일상생활에서 우리를 돕는 도구입니다.

알렉산더 테크닉 수업에서 역학적 이점이 있는 자세를 가르치기 위해 일상 활동에서 사용하는 자세를 사용하거나 '인위적'으로 고안된 자세를 사용하기도 합니다. 이 자세들은 우리 몸의 움직임 방향과 더 큰 움직임(구부리기, 일어서기, 팔이나 다리 들기 등)과의 관계를 설명하는 데 도움이 됩니다.

- ### 멍키 자세 (The Monkey Position)

"멍키 자세"는 역학적 이점이 있는, 가장 효율적이고 안전하게 움직일 수 있는 자세입니다. 이 자세는 몸을 구부리거나 일으키는 모든 동작의 출발점이며, 우리의 신체 구조에 가장 적합한 방식으로 동작을 수행할 수 있게 해줍니다. "멍키 자세"를 수행할 때, 허리와 등을 사용하지 않고, 대신 고관절, 무릎, 발목 관절이 사용됩니다. 이 과정에서 허리와 등은 안정적으로 유지되며 길고 넓은 상태를 유지할 수 있습니다. (그림 12, 그림 5) (역자: 이 책에서는 그림 12와 그림 5를 모두 "멍키 자세"라 지칭했지만, 보통 그림 12의 자세를 "런지 자세"라 부릅니다.)

그러나 우리는 신체의 방향 감각(sense of orientation)이 정확하지 않기 때문에, 처음부터 관절에 압력과 마찰을 가하지 않고 멍키 자세를 하기는 쉽지 않습니다. 따라서 목을 자유롭게 하고, 머리를 앞과 위로 향하고, 등이 길어지고 넓어지게 하여 전체 시스템이 균형을 이룰 수 있도록 미리 우리 자신을 조직하는 것이 필요합니다. 이렇게 되면 무릎이 구부러져 땅에 더 가까이 다가가는 동안에도 몸은 계속 위를 향할 수 있습니다. 관절은 기름칠이 잘된 경첩처럼 부드럽게 작동하며 압력을 이기려 애쓸 필요가 없습니다. 갓 태어난 아이들은 이렇게 자기 몸을 움직입니다.

우리는 아이들의 자연스러움으로 돌아갈 수 있도록 지도와 안내가 필요합니다. 일단 우리 자신을 올바르게 사용하는 법을 배우면 다른 방식으로 행동하고 싶지 않을 것입니다. '멍키 자세'는 다양한 버전으로 응용할 수 있으며, 익숙해진다면 바닥에서 물건을 들거나 설거지, 청소, 정원 작업 등을 할 때, 물건을 다른 곳으로 옮길 때, 우리는 '멍키 자세'를 선호하게 될 것입니다.

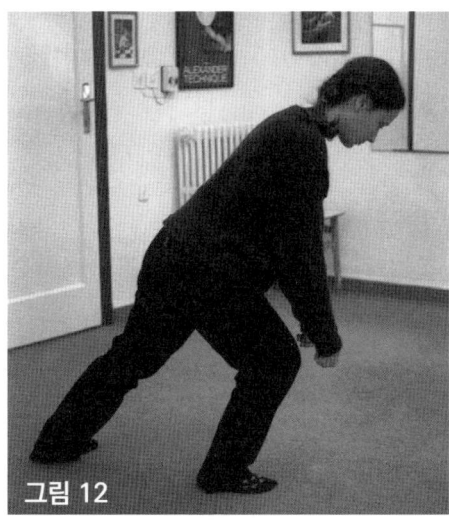

그림 12

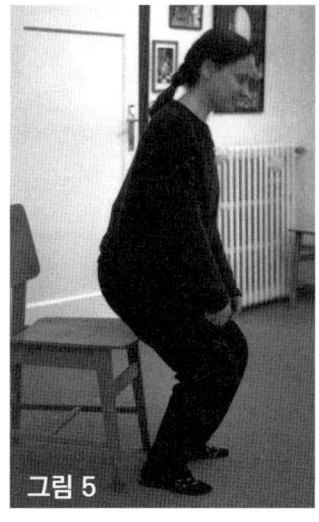

그림 5

- **수파인 자세 (The Supine Position)**

누군가 나에게 침대에서 어떻게 누워야 하는지, 가장 좋은 수면 자세는 무엇이며, 좋은 매트리스나 이상적인 베개 높이에 대해 물으면, 나는 보통 수면 습관을 바꾸려는 노력은 권장하지 않는다고 대답합니다. 왜냐하면, 대부분은, 수면 습관을 바꾸는 것은 불가능하며, 만일 억지로 바꾸려 한다면 불면증과 같은 부작용을 유발할 수 있기 때문입니다. 하지만 자신을 사용하는 방식이 전반적으로 개선되면, 수면 자세와 질에 변화를 간접적으로 가져올 수 있습니다. 누운 자세가 덜 왜곡되고, 호흡이 더 깊고 규칙적이 되며, 수면이 더 편안해질 것입니다.

지금부터 설명하려는 "수파인[5] 자세(그림 13)"는 수면에 좋은 자세가 아닙니다. 이것은 디렉션 주기에 도움이 되는 보조 방법입니다. 먼저 테이블이나 양모 담요나 카펫으로 덮인 바닥에 등을 대고 눕습니다. 머리는 책을 아래에 놓아 약간 올리고, 얼굴은 천장과 평행하게 합니다. 무릎을 구부려 다리를 세우고 발바닥이 바닥에 닿도록 합니다. 손은 몸 옆이나 몸 위에 놓아 어깨 주변에 과도한 압력이 가해지지 않도록 합니다. 이 자세는 훌륭한 휴식을 제공하며, 허리 통증을 완화하는데 도움이 되기도 합니다. 하지만 책을 읽거나 어떤 운동을 시작하기 위한 자세가 아니며, 모든 근육의 긴장을 완전히 풀기 위한 자세도 아닙니다. 우리의 몸은 밀가루 자루가 아님을 기억하세요.

---

[5] 역자: 원문에 충실하기 위해 "수파인 자세"라고 번역을 하였으나, 수파인 자세는 팔과 다리를 펴고 누운 자세를 가리킵니다. 여기서 설명하는 자세를 보통은 '세미 수파인(Semi-supine)' 자세라 부릅니다.

이 자세를 취한 상태에서 디렉션 주기는 간단합니다. 얼굴은 천장을 향하고 정수리는 '앞과 위'를 향하도록 합니다. 안정적으로 바닥에 닿은 등은 '길어지고 넓어지는' 방향으로 펼쳐집니다. 무릎은 천장을 향하는데, 이는 다리가 등에서부터 길어지는 방향을 의미합니다. 수업 중 교사는 손으로 디렉션을 도와주고 명확히 할 수 있습니다. 이 자세로 5-20분 정도 누워 있을 수 있지만, 중간에 불편하다면 멈추어도 괜찮습니다.

일어날 때는 몸을 옆으로 굴리며 팔꿈치와 손으로 몸을 지탱하여 목의 자유로움이 유지될 수 있고 디렉션을 계속 줄 수 있도록 합니다. 몸을 일으켜 활동을 시작한 후에도 "수파인 자세"로 만들어진 길어짐을 한동안 지속할 수 있습니다.

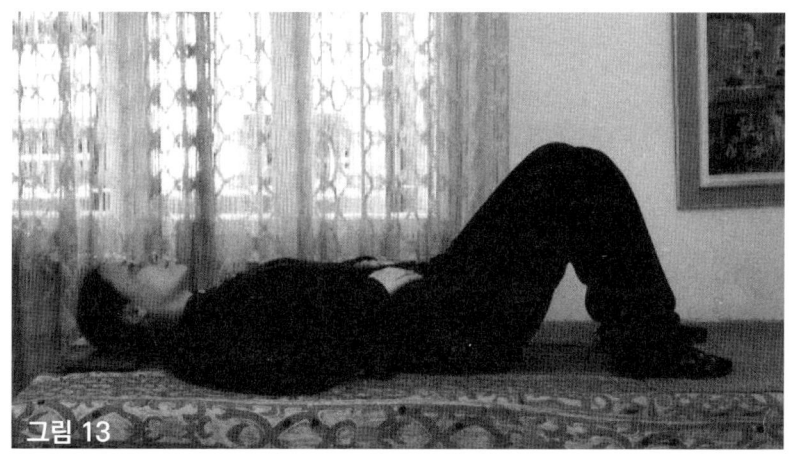

그림 13

- HOBC (Placing Hands on the Back of a Chair)

이 자세는 "멍키 자세"를 보완하는 자세입니다. "멍키 자세"가 다리를 전체 시스템의 일부로 사용하는 것에 중점을 두는 반면, "의자 등받이에 손을 올린 자세"는 팔, 손, 손가락을 전체 시스템의 일부로 사용하는 것에 중점을 둡니다(그림 14, 15).

이 자세는 얼핏 보기에 간단하고 쉬워 보이지만, 디렉션을 주지 않고 시도하면 생각만큼 쉽지 않다는 것을 알게 될 것입니다. 우리의 신뢰할 수 없는 감각 인식 때문에 의자 등받이에 손가락을 고정하는 것이 어렵게 느껴질 것입니다. 등받이에 손가락을 고정하려고 하면, 오히려 목, 어깨, 팔에 과도한 긴장이 생기고 관절은 경직되어 우리가 사용하는 힘의 일부만 손에 전달될 뿐 의자 등받이를 제대로 잡기에 충분하지 않을 것입니다. 여기서도 전체 시스템의 조정이 필요합니다(목에 자유로움을 허용하고, 머리가 앞과 위를 향하게 하고 등이 길어지고 넓어지게 하는). 이렇게 해야만 등이 구부러지거나 어깨가 수축하는 것을 방지할 수 있습니다. 팔은 가볍게 움직일 수 있게 되고, 손은 마치 아이가 어른의 손을 잡는 것처럼 의자 등받이를 잡을 수 있게 됩니다. 이런 그립(grip)으로도 충분한 힘이 생겨 의자를 쉽게 들어 올릴 수 있을 것입니다.

몇 번의 수업과 경험이 쌓인 후, 이 자세는 팔과 손을 사용하는 모든 활동의 출발점이 될 수 있습니다. 이 자세는 우리 몸을 보다 균형 있게 사용하는 데 도움을 주는 동시에, 손과 손가락의 힘과 속도를 향상합니다. 악수하기, 글쓰기, 컵 들기, 악기 연주하기 등의 활동에서 말이죠.

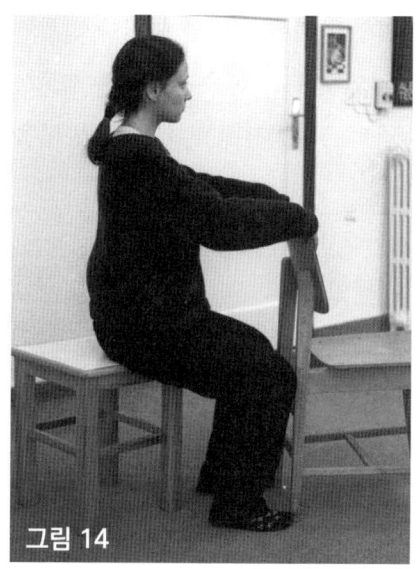
그림 14

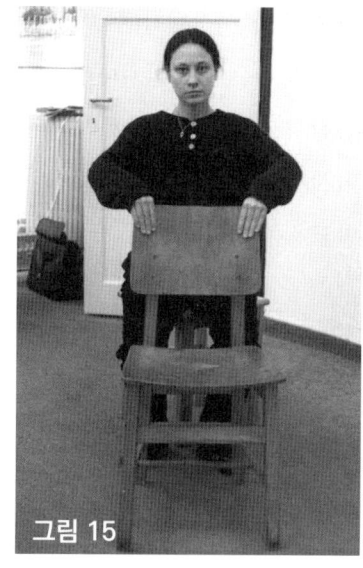
그림 15

- **벽에 기대 발꿈치 들기 (Rising on the Tips of the Toes With the Back to the Wall)**

이 자세는 디렉션 주기의 과정을 보여주는 데 도움이 됩니다. 이것은 운동이 아니며, 너무 자주 반복하는 것은 권장하지 않습니다. 등을 벽에 가볍게 기대고, 발은 벽에서 5-10cm 떨어진 거리에 둡니다. 머리는 앞과 위를 향하게 하며 벽에 닿지 않도록 합니다. 우리 몸 전체는 마치 천장을 가리키는 손가락처럼 위쪽으로 향합니다. 대부분 등의 일부만 벽에 닿겠지만, 이는 중요하지 않습니다. (그림 16)

등을 따라 길게 이어지는 디렉션이 명확해지고 통합되면, 등을 벽에 댄 상태를 유지한 채로 발끝으로 일어설 수 있게 됩니다(마치 피스톤의 움직임처럼). 만약 등이 벽에서 떨어지거나 반대로 벽을 더욱 밀기 시작했다면, 이는 신체 일부가 다른 부분을 밀거나 당기려 하고 있다는 신호입니다. 여기서 우리의 목표는 몸을 하나의 전체로서 인식하고 움직이는 것입니다. 손가락 끝이 전체 손가락의 방향을 제시하는 것처럼, 머리는 몸에 방향을 지시하며 위를 가리킵니다. 발꿈치를 다시 땅에 내릴 때에도 같은 과정을 반복합니다.

이 동작은 발끝으로 일어서거나 발뒤꿈치를 내리는 것처럼, 움직임이 같은 방향이나 반대 방향, 또는 다른 어떤 방향으로 이루어지든, 우리가 자신을 특정 방향으로 이끌 수 있는 능력을 키우는데 도움을 줍니다.

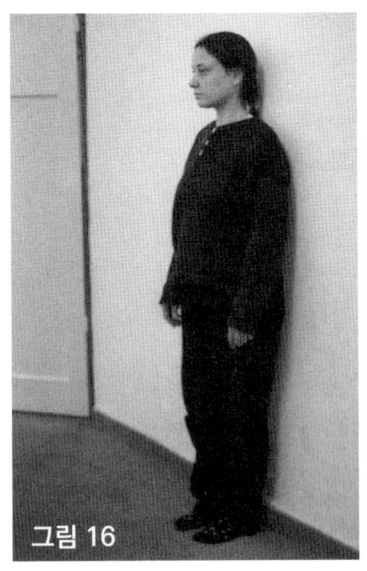

그림 16

- **걷기 (Walking)**

걷기는 주로 앉아서 일하는 사람들에게 가장 좋은 '신체활동'입니다. 이 활동은 큰 노력이 필요하지 않으며, 큰 무리 없이 평소의 정적인 상태에서 더 역동적인 활동으로 전환할 수 있습니다. 한 걸음 한 걸음 일정한 리듬으로 걷는 것은 특별한 주의를 필요로 하지 않으므로, 우리는 다양한 주변 환경을 인지할 수 있고 능동적으로 사고에 몰입할 수 있습니다. 산책하며 사고하고 배우는 훈련은 고대부터 있었으며, 소크라테스와 그의 제자들이 이를 실천한 것으로 알려졌습니다.

걸으면서 디렉션 주기는 발걸음의 리듬에 통합될 수 있습니다. 걷기와 디렉션 주기가 서로 조화를 이루며, 걸음마다 디렉션 주기는 새롭게 이루어집니다. 양발은 각각 단단히 땅에 닿고 머리는 앞과 위를 향하게 됩니다.

- **앉기 (Sitting)**

의자를 가리켜 현대인의 적이라 말하기도 합니다. 그렇게 생각할 수도 있지만, 의자는 이제 우리 삶에서 필수 불가결한 요소가 되었으며, 우리는 바닥에 앉는 데 필요한 유연성을 이미 잃어버렸습니다. 저는 동양에서 하는 것처럼 바닥에 앉는 법을 훈련하려 했던 사람들을 만난 적이 있는데, 그들은 종종 부상을 입었습니다. 요가나 명상에서 쓰이는 "연꽃 자세(lotus position)"는 등을 안정시켜 장시간 무리 없이 앉을 수 있다고 알려진 자세이지만, 대부분 서양인에게 이 자세는 어렵습니다. 만약 이 자세를 시도한다면, 대부분 등을 구부리게 되어 등을 안정시키기보다는 오히려 역효과를 낼 가능성이 큽니다.

따라서, 의자를 최대한 잘 사용하는 것이 최선입니다. 좋은 의자는 너무 기울어지거나 너무 깊지 않아서, 등을 과도하게 구부리거나 힘을 가하지 않고도 의자 등받이에 맞출 수 있어야 합니다. 이것이 기본 조건입니다. 우리가 글을 쓰거나, 음식을 먹거나, 테이블에서 어떤 활동을 할 때, 의자에 등을 기대기보다는 몸을 앞으로 기울이고 팔과 손을 지지 도구로 사용하는 것이 좋습니다. 만일 구부정한 자세를 취하게 되면 손이 테이블을 누르게 될 것이고, 반대로 너무 똑바로 서면 손이 가볍게 닿되 힘이 부족할 것입니다. 이 두 자세 사이에서 등을 수축하지 않고도 몸을 지탱할 수 있는 방향을 찾아야 합니다. 이때 테이블이 아닌 등으로 팔을 지탱하는 것이 이상적입니다.

오랫동안 움직이지 않고 앉아 있기는 쉽지도 않지만 바람직하지도 않습니다. 가끔 앉은 자세를 바꾸고, 일어서서 잠시 걷고 다시 앉는 시간을 갖는 것이 좋습니다. 이는 운전을 할 때도 마찬가지입니다. 단지 기름을 넣고 식사를 하기 위해서만이 아니라, 다음 여정을 이어가기 전에 잠시 걷는 시간을 가지며 휴식을 취하는 것이 필요합니다.

- **호흡 (Breathing)**

　알렉산더가 자신의 발견을 처음 사람들에게 가르치기 시작했을 때, 자신의 기법을 "호흡 재교육의 새로운 방법(A New Method of Respiratory Re-education)"이라고 명명했습니다. 하지만 이를 두고 그가 호흡 운동을 가르쳤다고 생각하는 것은 잘못입니다. 직접적인 방식의 호흡 훈련은 특정한 순간에 우리가 무엇을 필요로 하는가를 정확히 알아야 하지만, 우리는 보통 이를 알지 못합니다. 알렉산더는 이를 직접 경험했으며, 그 쓰라린 경험을 근거로 호흡 훈련을 반대했습니다.

　상황에 따라 신체가 필요로 하는 호흡의 양과 패턴은 다릅니다. 가령, 대화하거나, 흥분하거나, 힘을 쓰거나, 목소리를 높이고자 할 때, 그 필요에 따라 호흡은 달라져야 합니다. 호흡이 얕거나 과하면 큰 문제를 일으킬 수 있으며, 호흡은 신체의 필요나 요구에 따라 그 양과 패턴을 스스로 조절합니다. 그리고 그러기 위해 우리 신체는 적절한 수준의 유연성을 갖춰야 합니다.

　자신을 잘못 사용하면 수축과 압박이 생겨 호흡이 제대로 작동하는 데 필요한 유연성을 잃게 됩니다. 자세가 무너지면 흉곽의 부피가 줄어들며, 가슴을 치켜세우고 똑바로 설 때도 마찬가지입니다. 이때 목이 수축하는 것은 목이 조이는 것과 비슷합니다. 몸의 사용이 개선되면 호흡과 관련된 메커니즘이 개선되고 유연성이 향상하여 호흡이 더 깊어지고, 변화하는 요구에 더 쉽게 적응할 수 있습니다. 수업 중에 신체 시스템 사용의 개선만으로 천식 발작이 멎은 일도 있습니다.

저에게 오는 학생들이 겪는 문제가 호흡 훈련에서 비롯된 경우가 종종 있습니다. 호흡을 직접 조절하는 훈련을 통해 특정 요가 운동처럼 이완의 결과를 가져오거나, 가수나 관악기 연주자가 긴 음을 유지할 수 있는 조절력을 키울 수 있지만, 거기에는 대가가 따릅니다. 호흡을 조절하는 방법을 배운 학생들이 스스로 채운 족쇄에서 벗어날 수 있도록 돕기 위해 매우 많은 노력이 필요합니다. 처음에는 "호흡 운동 없이 잠들 수 없어요", "호흡을 조절하지 않고 어떻게 노래를 부르죠?"와 같은 큰 저항에 부딪힙니다. 시간이 지나면 우리는 우리의 호흡이 더 깊어졌음을 깨닫게 되고, 그 때문에 생기는 활력을 점점 더 알아차리게 됩니다. 알렉산더 테크닉을 통해 이루어지는 간접적인 호흡 조절이 이전의 직접적인 조절보다 훨씬 더 효율적이라는 것을 알게 됩니다.

10. 교사 훈련 과정

The Teachers' Training Program

알렉산더 테크닉 교사가 되기 위해 훈련하는 것은 일반적인 배움이나 수업과는 다릅니다. 일반적인 의미에서 기술을 배우는 것이 아니라, 학생이 자신에게 적용해보고, 스스로 익혀야 합니다. 학습은 실용적이며, 대부분은 이론과 실습이 통합되어 있습니다.

훈련은 매우 집중적으로 이루어집니다. 하루에 3~4시간, 일주일에 4~5일씩 3년 동안 지속합니다. 이 기간을 마치고 필요한 소양을 갖췄다 판단되는 학생은 알렉산더 테크닉을 가르칠 수 있는 자격을 부여하는 인증서를 받게 되며, 이 증서는 이스라엘뿐 아니라 전 세계의 모든 전문 기관에서 인정받습니다.

작업은 개별적으로 이루어지며, 훈련생은 먼저 자신에게 알렉산더 테크닉을 적용하는 법을 배우며, 그다음으로 동료 학생들에게 알렉산더 테크닉을 연습시키는 방법을 배웁니다. 마지막으로 훈련생은 교사 중 한 명의 지도로 새로운 학생들에게 작업하는 실습 기간을 갖습니다.

수업은 보통 다양한 연령층으로 구성됩니다. 20대의 젊은 사람들, 인생과 직업에서 이미 자리를 잡은 중년층, 그리고 마음만은 젊은 노인들까지 함께 참여합니다. 이러한 세대 간의 조합은 모든 사람에게 풍부한 경험을 선사합니다. 많은 학생은 교사 과정과 동시에 자신의 직업이나 다른 학업을 병행합니다. 훈련생의 수련 기간이나 수준에 따라 반이 나뉘지 않고 모두가 같은 수업에 참여합니다. 초급 학생은 고급 학생의 경험을 즐기고, 베테랑 학생은 초급 학생에게 작업하면서 배우게 됩니다. (그림 17, 18, 19)

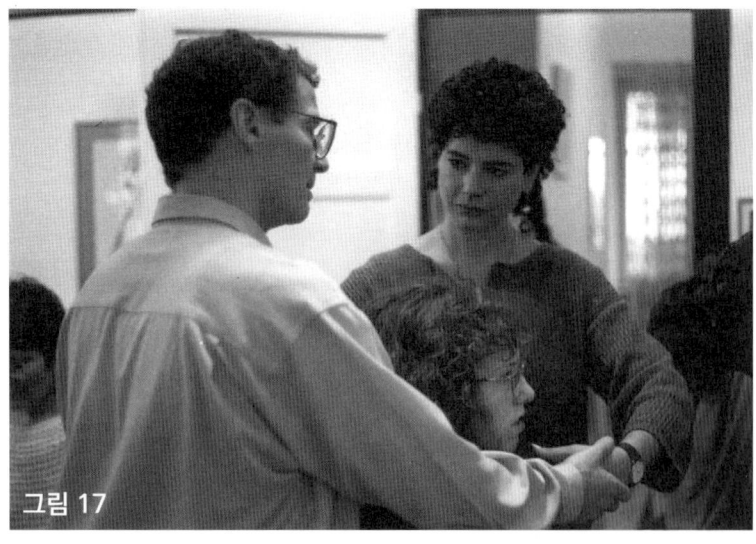

그림 17

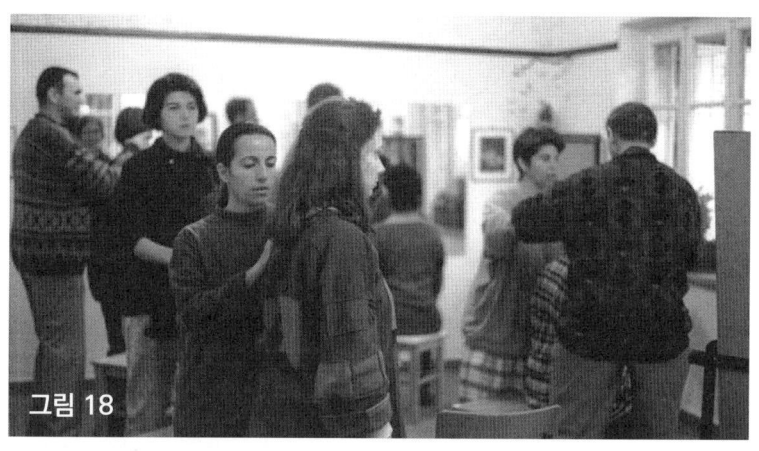

그림 18

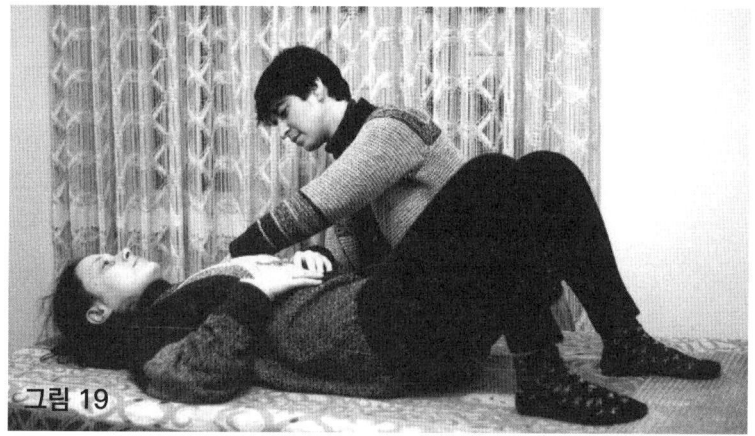

그림 19

 교사의 작업은 주로 손을 통해 이루어집니다. 손을 통해 디렉션과 언어적 설명을 직접적이고 구체적인 형태로 전달합니다. 손을 통해 나 자신이라는 온전한 존재를 감각하고 표현합니다. 따라서 손의 품질과 손을 통해 전달되는 메시지는 전체 시스템 사용의 품질에 따라 결정됩니다. 저는 학생들에게 이 과정이 수작업이나 공예가 아니며, 치료나 조작처럼 보일 수도 있지만 그런 것이 아님을 반복하여 설명합니다. 알렉산더 테크닉을 경험한 사람이라면 숙련된 교사의 "손이 말한다"는 의미를 이해할 것입니다. 이 작업의 결과는 명확하게 나타납니다. 근육의 긴장도와 자세가 전반적으로 개선되어 '더 좋아 보이게' 됩니다. 이러한 변화는 호흡과 소화 시스템의 개선과도 연결됩니다. 이 과정에서 많은 질병이 완화되거나 사라지기도 합니다. 학습 능력과 집중력이 향상되며, 그 때문에 미래의 교사들이 될 훈련생들의 진단 능력도 향상됩니다.

지금까지 말한 내용을 바탕으로 볼 때, 많은 학생이 자신만의 이유로 이 과정을 선택한다는 것은 확실합니다. 이 과정은 개인 레슨에서 얻을 수 있는 것보다 훨씬 더 강력한 영향을 미치는, 매우 집중된 학습 구조로 되어 있습니다.

3년의 과정은 단지 입문에 불과합니다. 실제로 가르치면서 얻는 경험이 필수적입니다. "나는 모든 선생님으로부터 배웠지만, 가장 많은 것을 학생들에게서 배웠다."라는 격언처럼 가르침을 통해 얻는 배움이 중요합니다. 또한, 교사들은 고급 학습 워크숍과 작업 세션을 통해 지속해서 교류합니다. 알렉산더 테크닉 교사 협회는 전국적으로 교사들을 위한 모임을 주최합니다. 교사 훈련 프로그램에는 많은 교사가 방문 교사로, 혹은 학생으로 참여하여 함께 배우기도 합니다. 이러한 지속적인 활동은 교사 개개인의 발전과 더불어 알렉산더 테크닉 전체의 발전에 중요한 역할을 합니다.

11. F. M . 알렉산더

Who Was Alexander?

　프레데릭 마티야스 알렉산더(Frederick Matthias Alexander, 1869-1955)는 호주 남쪽에 있는 섬, 태즈매니아에서 태어났습니다. 어린 시절부터 그는 연극에 재능을 보였고, 낭송가이자 배우로서 금세 이름을 알렸습니다. 하지만 얼마 지나지 않아 그는 목소리 문제를 겪기 시작했고, 의사들의 처방이나 치료에도 그의 목은 완전히 쉬어서 공연할 수 없는 지경에 이르렀습니다. 당시 연기는 그에게 무엇보다 소중했기에 그는 크게 좌절했습니다. 하지만 그는 좌절을 딛고 일어서, 목소리를 낼 때 자신이 무언가를 잘못하고 있을 것이라는 가정을 세우고 그것이 무엇인지 스스로 찾아보기로 했습니다.

알렉산더의 실험과 탐구는 수년 동안 계속되었으며, 그는 인간의 감각은 온전히 신뢰하기 어렵다는 사실을 발견했습니다. 불안정한 감각 인식에 의존하는 대신, 여러 개의 거울을 설치해서 자신을 객관적으로 관찰하였습니다. 실험 과정에서 알렉산더는 인간이 정신적·신체적 전체로서 자신을 사용하는 방식에 대한 중요한 사실들을 발견했습니다. 그는 후에 자신의 실험과 경험에 관한 이야기를 담은 저서 『자기 사용법(The Use of the Self)』을 출간합니다.

그는 알렉산더 테크닉을 1894년에 호주 멜버른에서 처음으로 가르치기 시작했습니다. 그리고 2년 후, 시드니로 이주하였으며 그곳에서도 수업을 이어갔습니다. 처음에 알렉산더가 가르쳤던 제자들은 배우들이었지만, 그는 곧 자신의 발견이 단순히 목소리 문제를 개선하는데 그치지 않다는 것을 깨달았습니다. 목소리뿐 아니라 그의 전반적인 건강 상태가 믿기 어려울 정도로 개선되었으며, 그에게 배운 많은 학생 역시 비슷한 효과를 경험했습니다. 호주의 의사들이 그의 작업에 관심을 두기 시작했고, 그에게 런던으로 이주할 것을 권유했습니다. 그들의 권유에 따라 1904년 런던으로 이주한 그는 그곳에서 생애 마지막까지 그의 작업을 계속했습니다.

영국에서도 그의 첫 번째 학생들은 배우들이었으며, 당시 영국의 뛰어난 배우들 대부분이 그의 지도를 받았습니다. 그의 작업은 곧 이 배우 집단을 넘어 확장되었고, 올더스 헉슬리, 조지 버나드 쇼, 존 듀이와 같은 유명한 인물들이 그의 학생이 되었습니다. 그들은 알렉산더의 작업을 현대인들의 중요한 돌파구로 인식했으며, 그와 그의 작업에 관한 글들을 쓰기 시작했습니다. 특히 미국의 철학자이자 교육자인 존 듀이는 알렉산더의 세 권의 저서에 서문을 쓰며, 자신이 이야기하는 교육 사상을 알렉산더 테크닉을 통해 실제로 적용할 수 있다고 생각했습니다.

1931년 알렉산더는 첫 번째 교사 훈련 프로그램을 시작했으며, 이 때문에 알렉산더 테크닉을 개인 작업을 넘어 확장할 수 있는 기반이 마련되었습니다. 그의 초기 학생 중 일부는 오늘날까지도 알렉산더 테크닉을 가르치며 활동[6]하고 있습니다.

1937년, 알렉산더 테크닉을 경험한 19명의 의사가 영국의학협회에 알렉산더 테크닉을 의학 교육 과정에 포함할 것을 요구하는 청원서를 보냈습니다.

알렉산더는 86세로 세상을 떠나는 날까지 아침부터 밤까지 거의 쉬지 않고 그의 작업을 계속했습니다. 그가 사망한 후에도 알렉산더 테크닉은 계속해서 발전하였고 현재 전 세계적으로 인정을 받고 있습니다. 저는 운이 좋게도 그의 생애 마지막 몇 주 동안 알렉산더에게서 직접 수업을 받을 수 있었으며, 1960년에 런던에서 교사 훈련을 마치고 예루살렘으로 돌아와 이스라엘 최초의 알렉산더 테크닉 교사가 되었습니다. 1974년에 우리는 예루살렘에서 첫 번째

---

6) 역자 : 이 책이 처음 쓰인 시점에는 그러했으나 현재 F.M. 알렉산더에게 직접 배운 1세대 교사들은 모두 사망하였습니다.

교사 훈련 과정을 개설했으며, 이는 런던이 아닌 곳에서 가장 먼저 시작한 교사 훈련 과정 중 하나였습니다. 현재 이스라엘에는 여섯 개의 교사 훈련 과정이 운영되고 있습니다. 1986년부터 알렉산더 테크닉 국제 콩그레스가 개최되었으며, 다섯 번째 콩그레스는 1996년에 예루살렘에서 열렸습니다. 이스라엘의 알렉산더 테크닉 교사 커뮤니티는 현재 약 250명의 교사가 가입[7]했으며 전 세계적으로 매우 높은 평가를 받고 있으며, 베테랑 교사들은 세계 각지에서 정기적으로 교사 워크숍을 이끌고 있습니다. 외국에서 온 많은 학생이 이스라엘의 훈련 과정들에 참여하고 있으며 이스라엘 출신 교사들이 미국, 캐나다, 영국, 스위스, 독일 및 덴마크에서 교사 훈련 프로그램을 이끌고 있습니다.

---

7) 역자 : 이또한 이 책이 쓰여진 시점 기준의 수치입니다.

F.M. 알렉산더의 저서들
Literature by F. M. Alexander

- **Man's Supreme Inheritance (first edition 1910)**
- **Constructive Conscious Control of the Individual (first edition 1923)**
- **The Use of the Self**[8)9)] **(first edition 1932)**
- **The Universal Constant in Living (first edition 1941)**

현재 모든 책은 구입 가능[10)]합니다.

---

8) 역자 : ≪알렉산더 테크닉, 내 몸의 사용법≫. 이문영 역. 판미동. 2017년.

9) 역자 : The Use of the Self의 원본판권은 Orion 출판사가 소유하고 있으며 아마존 등에서 구입 가능합니다.

10) 역자 : The Use of the Self를 제외한 나머지 3권은 알렉산더 테크닉 온라인 전문 서점인 Mouritz(https://www.mouritz.org/shop/)에서 구입 가능합니다.

저자에 대하여
About the Author

슈무엘 넬켄(1930-2015)은 이스라엘의 첫 번째 알렉산더 테크닉 교사였습니다. 그는 1930년 베를린에서 태어나 1933년 부모님과 함께 팔레스타인으로 이주했습니다. 10대 시절에는 피아노와 첼로를 공부했습니다. 1950년대 중반에는 파리에서 첼리스트 폴 토르텔리에와 함께 공부했습니다.

그는 추천을 받아 런던으로 가서 1954년 F. M. 알렉산더에게 레슨을 받았습니다. 얼마 지나지 않아 알렉산더가 사망하였고, 넬켄은 패트릭 맥도날드에게 교사 트레이닝을 받습니다. 1960년 졸업 후 그는 이스라엘로 돌아와 바쁘고 성공적인 개업 생활을 했습니다. 1974년에는 예루살렘에 이스라엘 최초의 교사 연수 과정을 설립했습니다. 1996년 그와 그의 아내 오라, 리브카 코헨은 예루살렘에서 제5회 F. M. 알렉산더 테크닉 국제 컨퍼런스를 개최했습니다. 그 해에 그의 저서 '알렉산더 테크닉이 처음 출간되었습니다.

슈무엘 넬켄은 2015년 1월에 세상을 떠났습니다. 학교는 Gal Ben-Or의 지휘 아래 계속 운영되고 있습니다.

감사의 글

작년 말, Gal Ben Or 선생님을 공항에 모셔다드렸던 차 안에서 나눴던 대화에서 시작된 이 책의 한국어 번역본이 드디어 세상에 나오게 되었습니다. 이 책이 세상에 나올 수 있게 도움을 주신 많은 분께 진심으로 감사드립니다.

가장 먼저 한국에서 이 책이 나올 수 있게 허락해주신 Nelken 가문. 직접 뵌 적은 없지만, 그 마음에 누가 되지 않도록 최선을 다했습니다.

Nelken 가문과 Anne와의 연결을 주선해주시고 이 책이 나오는데 지대한 역할을 해주신 베를린 알렉산더 테크닉 스쿨 디렉터 Jörg Aßhoff 선생님께 마음을 담아 깊은 감사를 전합니다.

귀중한 사진들을 흔쾌히 사용하도록 허락해준 Anne Shivas. 언젠가 만나뵐 날을 기다리겠습니다.

귀중한 서문을 작성해주신 Gal Ben Or 선생님. 선생님의 조언과 레슨을 받게 될 날을 기다리고 있습니다.

선뜻 책 디자인의 조언을 맡아주신 디자이너 조영아 님 덕분에 책이 한결 멋스러워졌습니다.

마지막으로 알렉산더 테크닉을 하고 계신, 앞으로 하게 되실, 이 책을 읽는 분들께도 깊은 감사를 전합니다.

2024년 늦은 가을에
김유선

Acknowledgments

Last year, during a conversation with Gal Ben Or in the car to the airport, the idea for this Korean translation of the book was born. Now, It has finally come to life, and I deeply thank everyone who made it possible

First and foremost, I would like to thank the Nelken family, and who graciously granted permission for this book to be published in Korea.

Special thanks to Mr. Jörg Aßhoff, Director of the Alexander-Technik-Schule in Berlin, who played a crucial role by connecting me with the Nelken family and facilitating access to the original photos featured in this book.

Anne Shivas, thank you for graciously allowing the use of your precious photos. I look forward to the day we can meet in person.

My heartfelt thanks to Gal Ben Or for contributing the invaluable preface. I look forward to the day I can receive your guidance and lessons.

Special gratitude to designer Young-a Jo, whose advice on the book's design has made it all the more elegant.

Lastly, I extend my heartfelt thanks to all who practice, will practice, or are reading this book about the Alexander Technique.

Late Fall, 2024

Yoo-Sun Kim

알렉산더 테크닉 - 슈무엘 넬켄

초판 1쇄 발행 2025년 1월 20일

지은이 | 슈무엘 넬켄 (Shumuel Nelken)
옮긴이 | 김유선
표지 디자인 | 김나영
표지 그림 | 성석윤
펴낸곳 | 알렉인북스   출판등록 | 2023.10.19 (제2024-000038호)
주소 | (17099) 경기도 용인시 기흥구 한일로9번길 29
이메일 | atinbooks@gmail.com

Shumuel Nelken The Alexander Technique
Copyright © 1996-2023 The Estate of Shmuel Nelken All rights reserved.
No part of the contents of this text may be reproduced or transmitted in any form or by any means without the written permission of the Estate of Shmuel Nelken.
Translated from Hebrew to English by Joy Shefer and Dorit Ginat
Translated from English to Korean by AT In Books
Photography by Anne Shivas who trained at the Jerusalem School for Alexander Technique 1990-94

ⓒ 2025 알렉산더 테크닉 - 슈무엘 넬켄 | 알렉인북스
ISBN 979-11-987162-2-4   03510
값 : 12,000원

이 책에서 사용된 모든 사진의 저작권은 *Anne Shivas*에게 있습니다.
이 책의 한국어판 저작권은 The Estate of Shmuel Nelken을 통해 저작권자와 독점계약을 맺은 도서출판 알렉인북스에 있습니다. 저작권법에 따라 한국 내에서 보호를 받는 저작물로 무단 전재와 복제를 금합니다. 잘못된 책은 구매하신 곳에서 바꾸어 드립니다.
영문판은 https://alexander-technik-schule.de/en/ 에서 구매하실 수 있습니다.